Les **100 questions** que se posent toutes les **futures mamans**

Direction de la publication
Isabelle Jeuge-Maynart et Ghislaine Stora

Direction éditoriale
Catherine Delprat

Responsable éditoriale
Nathalie Cornellana

Relecture-correction
Estelle Roquetanière

Couverture
Anna Bardon

Illustrations
Clerpée

Création graphique et mise en page
Sophie Compagne

Fabrication
Donia Faiz

Cet ouvrage a été réalisé avec **magicmaman**,
sous la direction de Claire Schneider *et* Myriam Benarousse,
avec la collaboration de Julie Martory

ISBN : 978-2-03-592544-2

Malgré tout le soin apporté à la rédaction de cet ouvrage, une erreur aura pu s'y glisser. Nous ne saurions être tenus responsables de ses conséquences ou d'une interprétation erronée. Par ailleurs, en cas de doute, une consultation chez son praticien s'impose.

Avec le site magicmaman.com

Les 100 questions que se posent toutes les futures mamans

POCHE

LAROUSSE

Les experts de Magicmaman

Teddy Linet, gynécologue-obstétricien

Teddy Linet est gynécologue-obstétricien, spécialisé dans la prise en charge de la femme enceinte. Il officie en tant que chef de service à la maternité de Challans, au centre Hospitalier Loire Vendée Océan. Il est également coresponsable du diplôme d'université « Suivi gynécologique de prévention, sexualité, régulation des naissances » à l'Université de Bretagne occidentale (Brest). Par ailleurs, il vient en aide aux femmes qui se posent des questions sur l'évolution de leur grossesse en tant qu'expert sur Magicmaman.

Grégoire Channey, gynécologue-obstétricien

Marié et père d'une petite fille de 5 mois, Grégoire Channey s'est orienté vers la profession de gynécologue obstétricien après avoir hésité avec la voie de la pédopsychiatrie. Son rôle auprès des femmes, et notamment pendant leur grossesse, condense en effet toutes ses passions, de l'échographie, à l'obstétrique en passant par l'accompagnement psychologique et la chirurgie. Lors de son internat à Strasbourg, il a par ailleurs entrepris une formation en psychosomatique pendant les week-ends. Depuis qu'il est père, il est d'autant plus attentif au rôle des hommes, qui d'après lui font partie intégrante de la prise en charge globale de la patiente.

Véronique de la Cochetière, sage-femme

Sage-femme à Paris depuis plus de 25 ans, Véronique de La Cochetière accompagne les futures mères durant leur grossesse, et assure le suivi postnatal des jeunes mamans. Son expertise : concilier la pirse en charge médicale « traditionnelle » de la grossesse (ostéopathie intra-pelvienne, rééducation périnéale) et une approche psycho-corporelle douce basée notamment sur la médecine ayurvédique. Elle a également crée une consultation spécifique pour accompagner les femmes faisant appel à une procréation médicalement assistée (PMA). Enfin, Véronique de La Cochetière est l'auteure de guides pratiques pour les jeunes mamans : *1001 secrets de futures mamans*, et *Ma grossesse en toute sérénité*, éditions Prat

Christelle Charvet, gynécologue-obstétricienne homéopathe

Ayant réalisé ses rêves d'enfant de devenir médecin, Christelle Charvet est aujourd'hui une gynécologue-obstétricienne accomplie. Passionnée par son métier et avec une empathie profonde pour ses patients, elle leur propose aussi ses compétences d'homéopathe. Au cours de sa carrière, la gynécologue a pu constater les bienfaits de la médecine douce, qu'elle a alors intégré dans ses protocoles de soins conventionnels. Devenue spécialiste, elle milite pour la médecine intégrative, combinant toutes les méthodes thérapeutiques, ainsi qu'une analyse globale du patient. Elle exerce ainsi auprès de ses patientes en gynécologie, mais aussi avec les malades du cancer, à qui elle propose cette approche complète et complémentaire dans une clinique lyonnaise. Elle a notamment co-écrit *Homéopathie en gynécologie*, édité par Elsevier Masson.

Sommaire

LA GROSSESSE, UN ÉTAT À PART

Une nuit torride, un câlin inattendu, un rapport programmé le jour O (comme ovulation), une FIV ou une ICSI… Aujourd'hui, il y a mille et une façons de concevoir un bébé. Mais les ingrédients et le point de départ restent – et resteront toujours – les mêmes : la rencontre entre un ovule du côté de la maman et un spermatozoïde du côté du papa, chacun amenant son matériel génétique pour créer un petit être unique au monde. Cette rencontre qui tient de l'amour, du hasard, de la biologie et parfois un peu de la science va entraîner à son tour des réactions en chaîne selon une mécanique bien rodée. C'est la genèse de la vie…

Les premières semaines, vous êtes enceinte, mais vous ne le savez pas encore ! Et pourtant : une vie est bel et bien en train de prendre forme dans votre corps, provoquant de nombreux changements physiologiques, à commencer par les hormones, véritables chefs d'orchestre de la grossesse. Aussi très vite des signes vont-ils vous interpeller, vous indiquer que, peut-être, ce mois-ci, vos essais bébé ont enfin marché. Un, deux, trois jours de retard de règles, l'excitation monte peu à peu ; encore quelques jours et il est temps de faire un test de grossesse. Ce petit bout de plastique va peut-être changer votre vie ! Ce n'est pas très romantique, mais la grossesse débute souvent par ce fameux « + » qui confirme que oui, vous êtes bien enceinte.

Les premières semaines

À l'origine de toute nouvelle vie il y a une rencontre : celle que vous avez faites avec le futur papa bien sûr, mais plus prosaïquement – et biologiquement – celle de deux gamètes : un ovocyte et un spermatozoïde. Cette rencontre a lieu au niveau de la trompe, le jour de l'ovulation ou 1 jour après (l'ovocyte a un petit délai de survie). De cette union naît le zygote, la cellule à l'origine de tout être humain. Mais ce n'est pas encore gagné : tout en se divisant à vitesse grand V, l'œuf fécondé doit migrer de la trompe à l'utérus. Il lui faudra 3 jours pour arriver dans la cavité utérine où il va, 7 jours après la fécondation, s'implanter. Cette étape cruciale a un nom : la nidation. C'est à partir de ce moment que l'on peut parler d'embryon… et que la grossesse débute réellement.

De petits signes évocateurs

De ce processus de vie qui a lieu dans votre corps – sans que vous le sachiez les 2 premières semaines –, le retard des règles est le premier signe visible. Pour autant, quelques jours de retard ne signifient pas forcément qu'il y a grossesse : après l'arrêt de la contraception, les cycles peuvent être un peu capricieux et mettre du temps à redevenir (s'ils l'ont été) réguliers. Par ailleurs, de petits saignements peuvent avoir lieu lors du processus de nidation. Outre ce retard des règles, d'autres petits signes peuvent apparaître, car, dès les premières semaines, le corps se prépare à accueillir une nouvelle vie : le flux sanguin augmente, la valse des hormones débute, avec souvent pour conséquences une pesanteur dans le bas-ventre, une grande fatigue, des seins qui tirent…

Un petit « + » qui va changer beaucoup de choses

Dès le premier jour de retard de règles, il peut être tentant de faire un test de grossesse. C'est en effet important de savoir le plus tôt possible si vous êtes enceinte afin d'éviter toutes les pratiques à risque – prise de médicaments, consommation d'alcool notamment – à cette période où la grossesse est encore fragile. Attention cependant à ne pas faire le test trop tôt, au risque d'avoir un résultat faux. En effet, l'hormone de grossesse ne se détecte dans le sang que 10 jours après l'ovulation (7 jours de nidation, plus 3 pour être fabriquée en quantité suffisante). Dans les urines, il faut encore attendre 5 jours supplémentaires avant de la dépister. Faites-le donc après 3-4 jours de retard de règles au moins. Et si le test est négatif mais que vos règles ne sont toujours pas au rendez-vous, refaites-en un quelques jours après. Peut-être votre ovulation a-t-elle eu lieu un peu plus tard.

Votre test est positif ? Félicitations ! Ce petit morceau de plastique marque le début d'une nouvelle vie…

Un premier rendez-vous pour confirmer

Après le test de grossesse positif, les questions affluent, surtout s'il s'agit d'une première grossesse. Qui consulter ? Quand ? Vous avez jusqu'à la fin du 1er trimestre pour faire votre premier rendez-vous prénatal obligatoire avec un gynécologue, une sage-femme ou un médecin généraliste. Mais soyons honnête : cela peut être long ! Aussi n'hésitez pas à prendre rendez-vous assez tôt. Lors de cette première visite, le professionnel de santé choisi par vos soins vous prescrira en cas de doute sur la grossesse une prise de sang pour rechercher l'hCG. Il calculera votre date prévue d'accouchement (DPA) en se fondant sur la date de vos dernières règles à laquelle il ajoutera 41 SA (semaines d'aménorrhée). Il vous prescrira également différents examens de laboratoire. S'il a un appareil à échographie dans son cabinet, peut-être fera-t-il une échographie… mais cela n'a rien de systématique ni d'officiel. Elle permet cependant de vérifier que l'œuf est bien dans l'utérus et qu'il présente une activité cardiaque (visible à l'écho dès 7 SA)… et de vous rassurer !

Le 1er trimestre, l'ère du doute

Il ne faut pas trop y penser, mais c'est un fait : le premier trimestre, la grossesse est fragile et l'ombre de la fausse couche plane toujours un peu. Cet avortement spontané est généralement dû à une anomalie génétique sur l'embryon, ou une mauvaise implantation dans l'utérus. Certaines futures mamans vivront dans cette crainte durant tout leur 1er trimestre. Pour elles, les différents maux de grossesse – nausées, fatigue, etc. –, bien que désagréables, seront autant de petits signes rassurants, prouvant que la grossesse est bel et bien là. D'autres futures mamans seront en revanche très sereines, s'en remettant à Dame Nature (qui fait souvent bien les choses...). C'est une question de caractère, de vécu, d'expérience. Dans tous les cas, évitez les pratiques à risque (alcool, prise de médicaments, sport violent) et ménagez-vous.

Première écho, première rencontre...

Elle est indiquée avec une croix rouge sur le calendrier de la cuisine, dans votre agenda, sur votre téléphone : la première échographie ! C'est souvent avec impatience que vous l'attendez, comptant les jours un à un. Première d'une série de trois, cette échographie est aussi la première rencontre visuelle avec votre bébé. C'est celle qui confirmera que la grossesse est bien installée, mettant fin à cette période d'inquiétude qu'est, pour certaines futures mamans, le 1er trimestre. C'est d'ailleurs pour cette raison que certains couples préfèrent attendre cette échographie pour annoncer la grande nouvelle à la famille et aux amis, presque par superstition. Mais si certains professionnels de santé conseillent aussi de respecter ce délai, il n'y a pas de règle en la matière : il faut suivre son cœur et prendre cette décision de concert avec le futur papa.

« Je suis enceinte de 1 mois et j'aimerais connaître la date à laquelle je vais accoucher. Comment la calculer de manière efficace ? »

LA RÉPONSE de la sage-femme

La date présumée d'accouchement (ou DPA) n'est pas fiable à 100 %. En effet, seules 4 % des femmes accoucheraient à la date annoncée par leur médecin. Mais elle est essentielle pour que le suivi de grossesse se déroule bien : examens, contrôle de la croissance du bébé, calcul du congé maternité...

Cette date théorique est calculée sur la base d'une patiente qui a des cycles de 28 jours depuis toujours. Dans ce cas, il suffit de prendre la date des dernières règles et d'y ajouter 41 semaines (c'est la méthode la plus couramment utilisée).

Mais les cycles des femmes peuvent être plus longs ou plus courts et on n'est pas toujours sûre de la date des dernières règles. Il est donc préférable de se fier à une échographie que l'on peut faire dès la 3e semaine de retard de règles. C'est grâce au calcul de la taille de l'embryon que l'on peut déterminer le début de grossesse et calculer la véritable date de terme.

CORRESPONDANCE ENTRE SEMAINES ET MOIS

	Date des dernières règles ↓	Début de grossesse ↓		Date attendue des règles ↓								
		Ovulation Fécondation										
Jours du cycle	0	14 jours	28 jours									
Semaines d'aménorrhée (SA)	0	2 SA	4 SA	6 SA	10 SA	15 SA	20 SA	24 SA	28 SA	32 SA	37 SA	41 SA
Mois de grossesse (révolus)	0	0	14 jours	1	2	3	4	5	6	7	8	9

« Enceinte de 3 semaines, dois-je attendre le premier rendez-vous obligatoire de suivi de grossesse à la fin du 3e mois pour consulter un spécialiste ? »

LA RÉPONSE de la sage-femme

Dès le retard de règles (au moins 5 jours) et après avoir fait un test, il est important de consulter un médecin afin de savoir s'il y a réellement une grossesse. Il pourra vous prescrire une analyse de sang pour déterminer le dosage des béta hCG, l'hormone qui permet de détecter une gestation. Il est également possible de faire une échographie précoce (vaginale) qui permettra de voir si l'embryon est bien implanté dans la cavité utérine et de donner la date du terme. Ainsi, dès le début de la grossesse, le praticien peut vous indiquer les précautions à prendre et la nouvelle hygiène de vie à adopter. Vous pourrez lui poser toutes les questions afin d'être rassurée sur la suite de la grossesse.

Ce rendez-vous (remboursé par la Sécurité sociale) peut se faire avec différents professionnels de santé habilités à suivre votre grossesse :

- **Un médecin généraliste :** il peut assurer les visites prénatales d'une grossesse non pathologique jusqu'au 8e mois. Au-delà, le suivi aura lieu dans votre établissement d'accouchement.
- **Un gynécologue** exerçant en libéral, clinique privée ou hôpital. Si c'est un gynécologue médical, un gynécologue obstétricien prendra le relais à 6 mois. Certains gynécologues de ville assurent les accouchements dans les cliniques ; souvent, ceux de leurs patientes. Si vous souhaitez accoucher à l'hôpital, votre gynécologue transmettra alors votre dossier au praticien qui y suivra votre fin de grossesse.

- **Une sage-femme** (libérale, en clinique, à l'hôpital ou à la PMI) peut suivre les grossesses non pathologiques. Si une complication survient, le gynécologue prendra le relais. Dans le cadre d'un « accompagnement global », la sage-femme assure également l'accouchement.

Dans tous les cas, il est important de vous tourner vers une personne avec qui le contact passe bien. Pensez également au côté pratique : vous devez pouvoir vous rendre facilement chez votre praticien, y compris à quelques jours du terme !

BON À SAVOIR : retrouvez la liste des professionnels et établissements de santé sur http://ameli-direct.ameli.fr.

« Je suis enceinte de 2 mois et je suis totalement paniquée à l'idée de faire une fausse couche. J'ai entendu tellement d'histoires dramatiques à ce sujet, je ne me sens pas sereine. Quels signes doivent m'alerter ? »

LA RÉPONSE du gynécologue

La grossesse arrêtée, mal nommée fausse couche, est une interruption spontanée de la grossesse qui touche environ 1 grossesse sur 6 et qui se produit surtout au cours du 1er trimestre. Elle est généralement liée à un problème de l'embryon qui n'a pu se développer souvent à cause d'une anomalie chromosomique comme une trisomie, rendant celui-ci non viable. Ce type d'anomalie ne présente pas, en général, de caractère héréditaire et n'a pas d'incidences sur les futures grossesses. Mais c'est toujours une épreuve pour les couples.

Les premiers signes d'une fausse couche sont des pertes de sang vaginal (métrorragie) et des contractions utérines qui peuvent être douloureuses. Bien que les saignements ne soient pas toujours synonymes de fausse couche, si cela vous arrive, une consultation est nécessaire.

La prise en charge d'une grossesse arrêtée est bien codifiée et comporte peu de risques. Elle peut être médicale, avec un traitement à prendre à la maison, chirurgicale avec un passage au bloc opératoire, ou relevant d'une simple surveillance, en laissant la nature faire.

Dans plus de la moitié des cas de consultation pour saignements, la grossesse est parfaitement normale et ira jusqu'au terme.

« J'ai des douleurs pelviennes alors que ma grossesse débute, dois-je m'inquiéter ? »

LA RÉPONSE du gynécologue

Les douleurs pelviennes sont habituelles tout au long de la grossesse et fort heureusement elles sont en général supportables.

Au 1er trimestre, il s'agit souvent de spasmes, parfois de l'utérus mais surtout des intestins qui réagissent aux hormones.

Au 2e trimestre, les spasmes digestifs sont très fréquents et peuvent même être violents, et le vagin peut réagir à la pression de l'utérus et donner des sensations bizarres qui parfois sont douloureuses.

En fin de grossesse, les muscles peuvent tirer assez fort (les fameuses « douleurs ligamentaires »), les intestins ne marchent pas toujours très bien (constipation…), des contractions peuvent aussi être douloureuses sans forcément être dangereuses.

Consultez rapidement votre praticien si ces douleurs sont difficiles à supporter, si elles sont accompagnées d'autres symptômes (saignements, fièvre, vomissements…) ou encore si cela vous inquiète. Seul un médecin peut établir un diagnostic et vous prescrire de quoi vous soulager.

LES DIVERSES RÉACTIONS DU CORPS EN DÉBUT DE GROSSESSE

Sous l'effet des hormones (entre autres), le corps réagit parfois bizarrement. Il ne s'agit pas vraiment de « signes de grossesse », mais plutôt d'« indices ». En voici quelques-uns :

- Une poitrine sensible : la progestérone et l'œstrogène stimulent les glandes mammaires qui se préparent – déjà ! – à l'allaitement. Résultat : les seins sont sensibles, plus volumineux, et vous ressentez parfois des « pics » sur le côté.
- Une fatigue insoutenable : la faute aux hormones encore, et plus particulièrement à la progestérone, qui a un effet sédatif.
- Une humeur changeante que l'on mettra également sur le compte des hormones… et de la fatigue !
- Un odorat superdéveloppé. Le pain grillé le matin, la litière du chat, voire votre parfum adoré : certaines odeurs seront vécues comme des agressions.
- Une hypersalivation : toutes les mamans ne sont pas touchées, mais ce petit désagrément lié à la grossesse est difficile à gérer au quotidien. À vos mouchoirs !
- Des envies fréquentes d'uriner : certes, l'utérus n'est pas encore très développé, mais il appuie sur votre vessie dès le début de la grossesse.

« Cela fait 3 semaines que je suis enceinte de mon premier enfant et j'ai des pertes brunes depuis quelques jours. J'ai entendu dire que cela pouvait être la conséquence d'une grossesse extra-utérine. Dois-je m'inquiéter ? Quels sont les risques ? »

LA RÉPONSE du gynécologue

Vous êtes à 3 semaines de grossesse, ce qui correspond à 5 semaines d'aménorrhée ; la grossesse extra-utérine se manifeste habituellement un peu plus tard. Rassurez-vous, les saignements au cours du 1er trimestre sont très fréquents. Ils proviennent généralement de l'utérus et ne présentent le plus souvent aucune gravité.

LES RÈGLES ANNIVERSAIRE

Une femme enceinte sur 4 présente des saignements au 1er trimestre de grossesse. Lorsqu'ils ont lieu à la date prévue des règles, on parle de « règles anniversaire ». Pour autant, il ne s'agit pas du tout de règles mais d'un autre type de saignements qui, survenant à la même date que les règles habituelles, crée la confusion. Moins abondants et moins longs que les vraies règles, ils peuvent tout de même perturber l'interprétation du début grossesse. Ces saignements sont la conséquence d'un hématome bénin, de la nidation, ou bien encore de petits vaisseaux du col de l'utérus fragilisés par un câlin, ou un toucher vaginal. Par principe cependant, tout saignement inhabituel durant la grossesse doit amener à consulter rapidement son praticien.

Les autres causes possibles, par ordre de fréquence décroissant, sont la grossesse arrêtée ou fausse couche (résultat d'une grossesse qui arrête spontanément son évolution), la grossesse extra-utérine (l'œuf s'est implanté en dehors de la cavité utérine, souvent au niveau des trompes) et la grossesse môlaire (tumeur du placenta, absence d'embryon). Il y a aussi parfois des saignements du col de l'utérus.

Un saignement en début de grossesse doit vous faire consulter votre praticien afin qu'il fasse la part des choses entre toutes ces causes. Vous êtes ici au tout début de votre grossesse et on ne peut parfois même pas voir une grossesse normale à l'échographie. Votre praticien vous demandera peut-être de revenir dans une semaine pour vérifier que tout est bien en ordre.

« Je suis dans mon 2ᵉ mois de grossesse et j'ai eu des pertes jaune clair. Cela m'inquiète beaucoup. Est-ce que cela doit m'alerter ? »

LA RÉPONSE du gynécologue

Les pertes vaginales (leucorrhées) sont habituellement plus abondantes en cours de grossesse. Cela est lié aux variations hormonales. Leur couleur n'est dans votre cas pas inquiétante.

Si vous remarquez qu'elles changent d'aspect (mousseuses, verdâtres, grumeleuses...), que l'odeur devient désagréable, que vous ressentez de fortes démangeaisons ou bien encore une douleur en urinant, il faudra alors consulter rapidement votre médecin, ces signes peuvent indiquer le développement d'une mycose. Il s'agit d'une infection locale le plus souvent due à un champignon microscopique : *Candida albicans* (infection bénigne). Votre praticien sera peut-être amené à pratiquer un examen clinique ou à effectuer des examens complémentaires comme une prise de sang, un prélèvement des sécrétions vaginales, ou une échographie.

L'HYGIÈNE VAGINALE PENDANT LA GROSSESSE

De manière générale, soyez très attentive à votre toilette intime. Utilisez un savon alcalin et doux (par exemple à la glycérine ou du simple savon de Marseille), et limitez-vous à une toilette externe (surtout pas de douches vaginales qui peuvent endommager la muqueuse vaginale !). Portez de préférence des sous-vêtements en coton car les tissus synthétiques favorisent la prolifération des germes vaginaux et changez-les aussi souvent que nécessaire.

« Je suis enceinte de 2 mois et demi et je ne ressens plus les mêmes symptômes de grossesse. Est-ce normal ? »

LA RÉPONSE du gynécologue

Oui, c'est parfaitement normal. Le taux d'hormones de grossesse diminue physiologiquement à partir de la 8e semaine de grossesse. Les signes qui vont avec diminuent aussi.

Les patientes sont alors souvent angoissées et ont peur de faire une fausse couche. Parfois, certaines font des prises de sang, mais comme le taux d'hormones de grossesse diminue dans cette période, elles sont encore plus stressées ! Mieux vaut en parler à un médecin qui saura vous conseiller et éventuellement vous prescrire les examens adéquats.

Cette période de 1 à 2 mois sans véritable signe de grossesse ne doit donc pas alarmer les futures mamans. Elles seront même tout à fait rassurées lorsqu'un mois et demi plus tard, vers 18 SA, apparaîtront les premiers mouvements de bébé.

L'HORMONE HCG

L'hormone gonadotrophine chorionique, ou hCG, est l'hormone de la grossesse. Elle commence à être sécrétée par le trophoblaste (futur placenta) lors de la nidation. Au cours des 6 premières semaines, son taux double tous les 2 jours environ, atteint son maximum à la fin du 3e mois, puis diminue petit à petit jusqu'à la fin de la grossesse. Cette hormone a un rôle essentiel à la survie de l'œuf au début de la grossesse : elle indique au corps jaune de produire assez d'œstrogènes et de progestérones. Elle remplit une autre mission : vous informer que vous êtes enceinte ! Les tests de grossesse et la prise de sang reposent en effet sur la détection de cette hormone.

« Je suis enceinte depuis 1 mois et je me demande quel est le moment idéal pour m'inscrire à la maternité. Quelles sont les démarches à suivre ? »

LA RÉPONSE de la sage-femme

De manière générale, dès que la première échographie a été faite. Mieux vaut s'inscrire tôt à cause du nombre de places limité dans certaines maternités. Mais, avant, il faut déjà choisir quel type de suivi de grossesse et d'accouchement on souhaite avoir.

Pour cela, il y a quelques questions à se poser. Vous sentiriez-vous rassurée d'accoucher dans un hôpital ? Préférez-vous une structure plus petite comme une clinique privée avec un personnel peut-être plus disponible ? Ou un accouchement plus « naturel » dans un espace physiologique, ou une maison de naissance (sachant que pour l'instant ces maisons sont encore très peu nombreuses en France) ? Souhaitez-vous être suivie dans un cabinet médical privé par un obstétricien ou par une sage-femme ? La maternité doit-elle être équipée d'un service de néonatalogie ? Doit-elle être proche de votre domicile ? Quelle préparation à l'accouchement propose-t-elle ? Pour que votre accouchement se déroule au plus près de ce que vous souhaitez, n'hésitez pas à noter vos demandes et souhaits par écrit en établissant un projet de naissance.

Attention, si vous choisissez d'accoucher dans une clinique privée, vérifiez auprès de votre mutuelle ce qu'elle peut prendre en charge car la Sécurité sociale ne rembourse pas tous les frais.

« Enceinte de 3 mois, j'ai des douleurs dans le bas du ventre en marchant, comme si j'allais uriner ou même accoucher... Est-ce normal ? »

LA RÉPONSE de la sage-femme

Ces signes sont très habituels et le fait que ces douleurs n'arrivent que lors de la mise en position debout est plutôt rassurant. Les effets hormonaux de début de grossesse sont effectivement souvent pénibles. Les intestins sont encore bas et ont la fâcheuse tendance à gonfler (ballonnements) avec des spasmes souvent douloureux. Ces douleurs peuvent également être d'origine ligamentaire à cause des ligaments qui se détendent pour faire de la place à l'utérus en plein développement. Ce dernier va passer de la taille d'une figue à celle d'un pamplemousse à la fin du 1er trimestre pour atteindre la taille d'une pastèque en fin de grossesse ! Quand vous marchez, cela peut alors provoquer des crampes d'intensité modérée, d'un côté ou de l'autre du corps. Vous serez peut-être plus sensible à droite car au fur et à mesure que votre bébé grandit, votre utérus se déplace de ce côté.

Pour certaines femmes ayant un utérus rétroversé (en arrière), le col de l'utérus peut comprimer l'urètre, le tuyau par lequel les urines sortent. En conséquence, la vessie a parfois du mal à se vider, entraînant un désagrément supplémentaire qui peut correspondre à ce que vous décrivez.

Les contractions, les vraies, sont plus qu'exceptionnelles à ce terme sur une grossesse évoluant normalement.

Si vous ressentez ce type de douleurs, asseyez-vous pour essayer de vous soulager. Le repos aide souvent à calmer les crampes et n'hésitez pas à prendre du Spasfon.

Les signes qui doivent vous inquiéter : pertes de sang ou pertes odorantes. Dans ce cas, consultez sans tarder.

LES RÉSEAUX DE MATERNITÉ, COMMENT ÇA MARCHE ?

En France, les maternités sont organisées en 3 niveaux :

- **Les maternités de niveau I** sont dédiées aux grossesses sans pathologie (a priori). Elles ont un pédiatre attaché mais pas de service de pédiatrie. Si une complication survient au cours de la grossesse, une maternité de niveau II ou III prendra le relais.

- **Les maternités de niveau II** assurent le suivi des grossesses normales et de certaines grossesses pathologiques (accouchement après 34 SA a priori). Elles possèdent un service de néonatalogie ou de soins intensifs néonatals sur place ou à proximité, et peuvent accueillir les bébés prématurés nés après 34 SA. En cas de besoin, la maman et son bébé sont transférés vers une maternité de niveau III.

- **Les maternités de niveau III** suivent les grossesses pathologiques, mais elles accueillent aussi les futures mamans ne présentant pas de complications. Elles disposent d'une unité de soins intensifs ou d'un service de réanimation pédiatrique ou néonatale, pouvant accueillir les grands prématurés (moins de 34 SA) ou les nouveau-nés nécessitant un suivi particulier à la naissance, voire une chirurgie.

Certaines femmes souhaitent vivre un accouchement moins médicalisé, plus naturel. Pour cela, il est important d'établir un projet de naissance avec la sage-femme qui suit la grossesse et qui sera présente le jour J. Plusieurs possibilités s'offrent à ces femmes qui souhaitent être actrices de leur accouchement :

- **L'accouchement à domicile :** il est peu plébiscité mais il est possible à certaines conditions à voir avec l'équipe médicale (pas de complications pendant la grossesse, de grossesse gémellaire, de bébé en siège…). C'est une sage-femme qui suivra la grossesse et qui affinera avec la maman le projet de naissance pour que tout se passe au mieux le jour J. Une bonne préparation est nécessaire (haptonomie, sophrologie, hypnose…) et en cas de complications, la maman sera transférée dans une maternité.

- **La maison de naissance :** elle permet un accouchement physiologique (non médicalisé) qui doit se faire en toute sécurité. Elle doit se trouver à proximité d'une maternité (à une distance compatible avec un délai d'urgence). C'est une sage-femme qui fera le suivi de grossesse et qui sera présente le jour de l'accouchement. Il y en a 9 pour le moment en France.

- **Les espaces physiologiques dans l'hôpital :** c'est un compromis entre un accouchement médicalisé et un accouchement à domicile. Ils permettent d'accoucher de manière naturelle, dans un cadre plus chaleureux qu'une chambre d'hôpital classique.

Dans tous les cas, ces accouchements se font sans péridurale.

Le suivi de grossesse

« La grossesse n'est pas une maladie », a-t-on coutume de dire. Certes ! Mais dans la mesure où il s'agit de créer une vie de A à Z au sein même de votre corps, la grossesse nécessite tout de même un suivi médical spécifique. Pour assurer la santé de votre bébé bien sûr, mais également la vôtre, vos deux vies étant intimement liées. Ces 9 mois vont donc être ponctués de rendez-vous avec différentes personnes (médecin, sage-femme, échographe…) qui seront là pour surveiller que tout va bien et vous aider à accueillir votre enfant dans les meilleures conditions.

Un premier rendez-vous pour faire le point

La première consultation prénatale obligatoire a lieu au cours du 1er trimestre.

Après un interrogatoire sur vos antécédents médicaux, gynécologiques, obstétricaux et familiaux, le praticien (gynécologue, sage-femme ou médecin traitant) calculera votre DPA [date présumée d'accouchement (ou date du terme) en fonction de la date de vos dernières règles]. Il procédera ensuite à un examen clinique du corps de l'utérus (par palpation du ventre) et du col (par toucher vaginal) pour s'assurer du bon déroulement de la grossesse ; il prendra votre tension, votre poids. Il vous prescrira également une prise de sang pour déterminer votre groupe sanguin et votre rhésus, et rechercher certaines maladies potentiellement dangereuses pour le fœtus. Une analyse d'urine sera prescrite également afin de détecter le sucre et les albumines, deux substances surveillées de près durant toute la grossesse.

Votre praticien vous expliquera en quoi consiste le dépistage de la trisomie 21 et vous prescrira la prise de sang à réaliser à une date précise – si du moins vous souhaitez faire ce dépistage. Il fixera la date de la première échographie et, enfin, vous remettra le document « premier examen prénatal » servant à déclarer votre grossesse à la Sécurité sociale.

Cela fait donc énormément de choses à voir mais, de votre côté, n'hésitez pas à poser vos questions, à lui faire part de vos inquiétudes, des éventuelles pratiques à risque pour votre bébé (tabagisme, activité professionnelle notamment) ou de vos maux de grossesse.

Trois échographies pour suivre la grossesse de bébé

Non obligatoires mais fortement recommandées – et souvent attendues avec impatience par les futurs parents –, 3 échographies permettent de surveiller le développement du bébé. Elles doivent être faites à des dates précises afin de contrôler différentes données.

La première échographie a lieu entre 11 et 13 SA (+ 6 jours). Pour la première fois, vous allez voir votre bébé : c'est un moment riche en émotions... Mais avant tout un examen médical, ne l'oublions pas ! Le médecin contrôlera différents points : s'il y a un fœtus ou plusieurs (surprise !), sa vitalité via ses mouvements et son activité cardiaque, sa morphologie. À ce stade, la tête, le profil, les membres, le ventre, les différents organes et notamment le cœur sont visibles, mais il est encore trop tôt pour déceler des malformations. Deux mesures importantes seront prises lors de cette échographie : la longueur cranio-caudale (entre la tête et les fesses) permettra de dater le début de la grossesse (et donc la DPA) à 3-4 jours près – d'où le nom « échographie de datation » ; la mesure de la clarté nucale (petit espace à l'arrière de la nuque) fait quant à elle partie du dépistage de la trisomie 21. Parfois, le sexe est visible à cette première échographie, mais peut-être vaut-il mieux attendre la deuxième pour être sûr à 100 %... Si du moins vous souhaitez connaître le sexe ! D'ailleurs, pensez à vous mettre d'accord sur le sujet avec le futur papa.

La deuxième échographie est réalisée entre 21 et 24 SA – dans l'idéal, à 22 SA. Elle est dite morphologique car le médecin examine en détail tous les organes, les membres, la tête. Différentes mesures sont prises (diamètre et circonférence de la tête et de l'abdomen, taille du fémur) pour surveiller la croissance du bébé. Seront également contrôlées la localisation du placenta, la vitesse du sang dans le cordon et les artères utérines, la quantité de liquide amniotique. Enfin, cette échographie est généralement celle de la découverte du sexe du bébé. « Bébé » va enfin devenir « il » ou « elle »... pour les parents qui souhaitent le savoir, bien sûr !

La troisième échographie a lieu vers 31-33 SA. On y contrôle la croissance du bébé, sa vitalité, la bonne position du placenta, la quantité de liquide amniotique, et si nécessaire le flux sanguin dans le cordon ombilical, les artères utérines et le cerveau du bébé. Dernière vérification enfin : bébé est-il en bonne position, la tête en bas ? S'il ne l'est pas, il a encore un peu de temps pour faire une galipette, pas de panique ! Et si nécessaire, sachez qu'il existe différentes techniques dites de version.

Une consultation mensuelle à compter du 4e mois

Après avoir envoyé votre déclaration de grossesse à la Sécurité sociale, vous recevrez en retour un calendrier de suivi prénatal. Il récapitule les 7 visites obligatoires : une au premier trimestre puis une chaque mois jusqu'à l'accouchement. Ces visites sont prises en charge à 100 %. À chaque rendez-vous, vous aurez droit à la même routine médicale de grossesse : pesée, prise de la tension, mesure de la hauteur utérine pour contrôler la croissance du bébé, écoute de son cœur avec un petit appareil. Le toucher vaginal n'est en théorie pas systématique, mais il permet de contrôler le col de l'utérus. Chaque mois vous sera également prescrite une analyse d'urine afin d'y rechercher du sucre (pour dépister un éventuel diabète gestationnel) et des albumines (dont la présence dans les urines, associée à une hypertension, est un signe de pré-éclampsie). Si vous n'êtes pas immunisée contre la toxoplasmose, vous aurez droit aussi à une prise de sang mensuelle. Et, bien entendu, profitez de ces consultations pour faire part à votre médecin et à votre sage-femme de vos maux de grossesse, des petits problèmes (apparition de contractions notamment), et de toute autre question.

Des examens complémentaires en cas de doute

En dehors des visites mensuelles et des trois échographies, d'autres examens peuvent être proposés en fonction des résultats des dépistages ou de certaines situations médicales. Ainsi, si le dépistage de la trisomie présente un « risque combiné » supérieur à 1/250, une biopsie du trophoblaste ou une amniocentèse sera proposée afin d'établir un caryotype (la carte d'identité chromosomique du bébé). Si une malformation est détectée à l'échographie, ou si le bébé présente un RCIU (retard de croissance intra-utérin), des échographies plus fréquentes seront réalisées. En cas de saignements, de fièvre inexpliquée, de modifications du col de l'utérus ou de toute autre complication : d'autres examens seront également prescrits, toujours dans un souci de préserver la santé de votre bébé et la vôtre.

RÉTROPLANNING DU SUIVI DE GROSSESSE

Mois	Visites prénatales obligatoires	Examens médicaux	
		obligatoires	proposés systématiquement ou conseillés
1 (de 3 à 6 SA)	1	• dépistage sanguin de la toxoplasmose, rubéole, syphilis, hépatite B ; • détermination du groupe sanguin et rhésus ; • recherche d'agglutinines irrégulières si rhésus négatif ; • analyse d'urine pour rechercher sucre et albumines.	• dépistage VIH ; • frottis (si dernier plus de 3 ans) ; • dépistage de la trisomie 21 : prise de sang (entre 8 et 14 SA) + mesure de la clarté nucale à l'échographie ; • échographie de datation (entre 11 et 13 SA + 6 jours).
2 (de 7 à 10 SA)			
3 (de 11 à 15 SA)			
4 (de 16 à 19 SA)	2	• analyse d'urine (sucre et albumines) ; • prise de sang si non immunisée contre la toxoplasmose ; • recherche d'agglutinines irrégulières si rhésus négatif.	
5 (de 20 à 24 SA)	3	• analyse d'urine (sucre et albumines) ; • prise de sang si non immunisée contre la toxoplasmose ; • recherche d'agglutinines irrégulières si rhésus négatif.	
6 (de 25 à 28 SA)	4 Entretien prénatal (facultatif)	• analyse d'urine (sucre et albumines) ; • prise de sang si non immunisée contre la toxoplasmose ; • recherche d'agglutinines irrégulières si rhésus négatif.	• test de dépistage du diabète gestationnel ; • prise de sang pour dépistage d'anémie.
7 (de 29 à 32 SA)	5	• analyse d'urine (sucre et albumines) ; • prise de sang si non immunisée contre la toxoplasmose.	• début des 8 séances de préparation à l'accouchement (si prépa classique choisie).

Mois	Démarches administratives
1 (de 3 à 6 SA)	• envoyer la déclaration de grossesse avant 16 SA : 2 feuillets bleus à la CAF, 1 feuillet rose à la Sécurité sociale ; • vous inscrire à la clinique ou maternité ; • vous renseigner auprès de la mairie sur les modes de garde ; • mettre à jour votre carte Vitale.
2 (de 7 à 10 SA)	
3 (de 11 à 15 SA)	
4 (de 16 à 19 SA)	• faire la reconnaissance anticipée du bébé en mairie si vous n'êtes pas mariés (à tout stade de la grossesse) ; • informer votre employeur (non obligatoire mais conseillé) ; • vous renseigner auprès de votre mutuelle sur la prise en charge maternité.
5 (de 20 à 24 SA)	
6 (de 25 à 28 SA)	• mettre à jour votre carte Vitale ; • faire un point sur le mode de garde.
7 (de 29 à 32 SA)	

RÉTROPLANNING DU SUIVI DE GROSSESSE			
Mois	**Visites prénatales obligatoires**	**Examens médicaux**	
		obligatoires	**proposés systématiquement ou conseillés**
8 (de 33-36 SA)	6	• analyse d'urine (sucre et albumines) ; • prise de sang si non immunisée contre la toxoplasmose ; • bilan sanguin pour l'anesthésiste ; • consultation avec l'anesthésiste ; • prélèvement vaginal pour recherche streptocoque B.	
9 (de 37-41 SA)	7	• analyse d'urine (sucre et albumines) ; • prise de sang si non immunisée contre la toxoplasmose.	
Après l'accouchement	Visite postnatale (dans les 8 semaines suivant l'accouchement)		

Mois	Démarches administratives
8 **(de 33-36 SA)**	• vous occuper de votre congé maternité : > si votre employeur ne pratique pas le maintien de salaire (« subrogation »), vous occuper des formalités avec la Sécurité sociale ; > si vous êtes travailleuse indépendante, il faut contacter le RSI ; • rédiger un projet de naissance (si vous souhaitez en faire un).
9 **(de 37-41 SA)**	• préparer votre dossier maternité : carte d'identité, carte Vitale, mutuelle, livret de famille, reconnaissance anticipée, ainsi que résultats de vos examens médicaux, carte de groupe sanguin, projet de naissance ; • faire un point sur le mode de garde.

« Je suis enceinte de 3 mois et, après ma première échographie, mon gynécologue m'a indiqué qu'il pourrait être bon de faire une biopsie de trophoblaste. Y a-t-il des risques pour mon bébé ? Dois-je vraiment faire cet examen ? »

LA RÉPONSE du gynécologue

Cet examen vous inquiète et c'est normal pour plusieurs raisons.

La première est que la biopsie de trophoblaste est un examen impressionnant : il s'agit de prélever un échantillon de cellules du trophoblaste (tissu à l'origine du placenta). Pour cela, on fait passer une aiguille à travers le ventre sous contrôle de l'échographie. Une anesthésie locale au point de ponction est souvent réalisée, ce qui améliore grandement le confort.

Par ailleurs, cet examen présente un risque faible, mais non négligeable, de fausse couche et cela inquiète souvent les femmes. Ce risque est cependant très rare, environ 1 %. Enfin, on ne demande généralement pas une biopsie de trophoblaste pour rien. Elle est indiquée lorsqu'il existe un risque de maladie chromosomique (comme une trisomie 21), quand le risque est supérieur à 1/250.

En conclusion, si votre médecin vous a prescrit cette biopsie pour dépister une éventuelle anomalie génétique, il est recommandé de la faire. Impressionnant, l'examen est tout de même bien toléré, et les risques pour la grossesse sont faibles et maîtrisés.

Par ailleurs, étant donné que les risques de trisomie sont aussi généralement faibles, il est très probable que les résultats obtenus s'avèrent normaux.

« J'ai appris qu'on pouvait par simple prise de sang dépister la trisomie 21 ? Est-ce que ce test est fiable ? Dans quel cas est-il recommandé ? »

LA RÉPONSE du gynécologue

Le diagnostic prénatal de la trisomie 21 en analysant l'ADN fœtal dans le sang maternel est un examen très prometteur. À la différence du test sanguin classique qui évalue des marqueurs indirects produits par le fœtus, (comme l'hormone de grossesse hCG ou des protéines du fœtus), cette prise de sang analyse directement l'ADN du fœtus.

En cas de surplus d'ADN repéré, cela signifiera vraisemblablement un risque de trisomie 21. En effet, un enfant trisomique a trop d'ADN, du fait de son chromosome 21 en trop (3 au lieu de 2). De la même manière, les principales autres anomalies chromosomiques sont vérifiables dans le sang de la mère.

EXAMENS DE GROSSESSE : VOUS AVEZ LE DROIT DE LES REFUSER

À l'exception des 7 visites prénatales et de certains examens sanguins et urinaires, les examens de la grossesse ne sont pas obligatoires, y compris les échographies : elles sont fortement recommandées, mais il est tout à fait possible de les refuser. De même pour l'amniocentèse ou la biopsie de trophoblaste : le médecin est tenu de vous la proposer si les résultats du dépistage de la trisomie 21 montrent un risque élevé, mais libre à vous de l'accepter ou non… En toute connaissance de cause.

Cet examen, beaucoup plus fiable que le dépistage classique, peut être recommandé dans plusieurs cas, lorsque le triple test effectué au cours du premier trimestre de grossesse révèle un risque élevé pour le syndrome de Down (ou trisomie 21), la trisomie 13 ou 18, ou bien encore en cas d'âge maternel avancé. Pratiqué à partir de la 10e semaine de grossesse, ce test a l'avantage d'éviter tout risque de fausse couche (d'où son appellation DPNI pour dépistage prénatal non-invasif), contrairement aux amniocentèses.

Mais attention, s'il pourrait permettre d'en réduire considérablement le nombre, il ne la remplace pas : en effet, une femme sur 5 obtenant un résultat positif avec ce dépistage ne présente finalement pas de trisomie. À terme, il pourrait donc remplacer les dépistages classiques, limiter les amniocentèses et éviter d'inquiéter à tort nombre de patientes. Mais son coût de 600 euros sans aucune possibilité de remboursement est bien souvent dissuasif.

« Je suis enceinte de 2 mois et mon médecin m'a prescrit des examens de protéinurie et d'agglutinines. À quoi servent-ils ? »

LA RÉPONSE du gynécologue

La protéinurie est un examen traditionnellement prescrit en cours de grossesse pour vérifier que vos reins fonctionnent convenablement. Cet examen est fait sur un échantillon d'urine. Il sert à dépister ce que l'on appelle la prééclampsie, maladie du placenta qui arrive en fin de grossesse et peut être dangereuse pour la maman. Cet examen est très débattu dans le monde scientifique. Il est possible que son intérêt ne soit pas aussi important qu'on le pensait lorsqu'il a été mis en place il y a plus de 30 ans.

Les agglutinines sont des anticorps présents dans le sang. La recherche d'agglutinines irrégulières (RAI) est un examen qui vise à chercher des anticorps que pourrait fabriquer la maman contre les globules rouges.

Certaines femmes produisent en effet des anticorps à la suite par exemple d'une transfusion sanguine, ou à cause des grossesses antérieures. L'anticorps le plus connu est l'anticorps anti-rhésus (on l'appelle aussi anti-D), qui se produit quand le rhésus de la mère est différent de celui du fœtus. Si les globules rouges de la mère et du fœtus se rencontrent, l'organisme de la mère va se défendre en produisant des anticorps qui peuvent provoquer une fausse couche. La recherche permet donc de s'assurer que vous ne fabriquez pas ces anticorps.

« Petite, je n'ai pas eu la rougeole ni la varicelle. Dois-je m'inquiéter pour ma grossesse ? Est-ce recommandé de faire les vaccins ? Comme je suis de plus en plus souvent en contact avec des jeunes enfants, je ne sais pas quoi faire... »

LA RÉPONSE du gynécologue

Vous n'avez pas eu la rougeole, car vous avez peut-être été vaccinée. Pour la varicelle, ne pas avoir eu de boutons ne veut pas dire que vous ne l'avez pas contractée. En réalité, lors de la visite préconceptionnelle, les maladies infectieuses sont abordées avec le praticien.

Si vous ne semblez pas avoir eu ces maladies, une prise de sang permet de s'assurer si vous êtes encore protégée par le vaccin contre la rougeole (fait à l'adolescence, habituellement), ou par une varicelle que vous auriez attrapée enfant sans vous en rendre compte.

Généralement, cela s'arrête là, car la prise de sang est la majorité du temps positive (vous êtes protégée sans le savoir). C'est souvent vrai pour la varicelle, qui est très contagieuse. Il est rare de ne pas avoir été en contact avec elle (surtout si vous côtoyez de jeunes enfants).

Le vaccin de la grippe est recommandé chez la femme enceinte, mais c'est une exception dans les vaccins. Selon le Centre de référence des agents tératogènes (CRAT), le vaccin de la rougeole n'est pas recommandé en cours de grossesse, il doit être fait avant en prévision de celle-ci. C'est pour cela que la visite préconceptionnelle peut apporter beaucoup, particulièrement chez des femmes comme vous en contact avec de jeunes enfants.

Donc, pas de panique, vous êtes très certainement protégée. Dans le cas contraire, il est trop tard pour faire le vaccin. Votre praticien vous donnera les conseils nécessaires pour limiter le risque.

IMMUNISÉE CONTRE LA RUBÉOLE ?

La rubéole est une maladie très dangereuse pour le fœtus, surtout au 1er trimestre. Or 10 % des futures mamans ne sont pas immunisées. C'est pourquoi, à la première visite prénatale, un test sérologique est prescrit – sauf si vous avez des résultats écrits de moins de 1 an prouvant votre immunité. Si vous avez des anticorps antirubéoleux, vous êtes protégée (par rubéole ancienne ou par vaccination). Mais si ce taux d'anticorps dépasse un certain seuil, il peut s'agir d'une infection récente. Un second prélèvement sera alors effectué 15 jours plus tard : s'il y a une forte élévation du taux, l'infection est récente… Et donc dangereuse pour le fœtus. Si vous n'avez pas d'anticorps, vous n'êtes pas immunisée et devrez donc être suivie de près et prendre quelques précautions, car le vaccin contre la rubéole est contre-indiqué durant la grossesse. D'où l'intérêt de la visite préconceptionnelle.

« Je souhaite accoucher sans péridurale, dois-je tout de même voir un anesthésiste ? »

LA RÉPONSE du gynécologue

Oui, la consultation avec l'anesthésiste est nécessaire (et obligatoire) en fin de grossesse, vers le 8e mois, pour plusieurs raisons.

Cet examen est destiné à déceler d'éventuelles contre-indications à la péridurale : troubles de la coagulation sanguine (l'aiguille risquerait alors de produire un hématome qui comprimerait les terminaisons nerveuses et pourrait provoquer une paralysie), anomalies de la colonne vertébrale (une déformation comme la scoliose rend difficile le repérage de l'endroit précis où piquer) ou infection cutanée (des germes pourraient être introduits dans l'« espace péridural », compris entre les 3e et 4e vertèbres lombaires).

La consultation d'anesthésie ne veut pas dire que vous serez obligée d'avoir une péridurale, loin de là. Cependant, cela vous laisse le choix de changer d'avis si vous le souhaitez.

Enfin, même si nous souhaitons tous que votre accouchement se passe pour le mieux et sans problème, il existe certaines situations où l'anesthésie est nécessaire. Cela est vrai pour une césarienne en urgence par exemple, si le cœur du bébé bat faiblement ou s'il faut chercher le placenta qui ne se décolle pas...

Cette consultation est remboursée par la Sécurité sociale et dure seulement une quinzaine de minutes au cours desquelles l'anesthésiste vous posera des questions simples (avez-vous déjà eu une anesthésie ? S'est-elle bien passée ? Prenez-vous des médicaments ? Lesquels ? Êtes-vous allergique ? Avez-vous de l'asthme ?...).

« On ne m'a pas proposé, dans le cadre de mon suivi à la maternité, de penser à un projet de naissance. Comment y réfléchir de mon côté ? Que dois-je y prévoir ? »

LA RÉPONSE de la sage-femme

Un projet de naissance permet aux femmes d'être actrices de leur accouchement. Il est recommandé pour les femmes qui souhaitent une naissance plus naturelle, moins médicalisée. Il n'est pas obligatoire, mais il peut être formel (écrit) ou informel (le couple réfléchit à la manière dont il aimerait voir se dérouler l'accouchement). Il contient différentes informations comme le souhait d'avoir recours à la péridurale ou pas, à un monitoring en continu, à une épisiotomie, de mettre de la musique pendant l'accouchement…

Dans tous les cas, il se construit avec une sage-femme : dans un premier temps, la patiente y réfléchit et le dépose sur papier. Ensuite, la lecture est reprise avec la sage-femme surveillante de l'hôpital (ou de la maternité) dans lequel elle accouche, et adaptée pour que les désirs de la patiente soient compatibles avec l'équipe et la structure de l'établissement.

Les femmes ayant un désir particulier d'accouchement seront mieux dans des structures telles que les maisons de naissance, encore très rares en France, ou dans les maternités disposant d'un espace physiologique qui offre par exemple des baignoires de relaxation, des ballons pour mieux supporter les contractions…

En effet, dans les structures classiques, le nombre d'accouchements important ne permet malheureusement pas à l'équipe d'offrir un accouchement sur mesure à toutes les patientes.

« Je suis à 3 semaines de grossesse et je viens de faire une échographie. Le gynécologue a vu une poche embryonnaire sans embryon visible (grossesse trop récente, selon lui), mais également une autre poche remplie de sang, semble-il. Il m'a prescrit une autre échographie dans 3 semaines. Y a-t-il un risque pour ma grossesse ? »

LA RÉPONSE du gynécologue

La présence d'une poche de sang est très habituelle en début de grossesse. Certains l'appellent à tort un décollement trophoblastique, ce qui inquiète les patientes. Il s'agit souvent d'un hématome qui occupe un espace de votre utérus que la grossesse n'a pas encore pris. On peut aussi appeler cette poche un « non-accolement trophoblastique » ou NAT. Cela est simplement lié au fait que votre utérus est triangulaire, la grossesse ronde, et qu'il existe assez longtemps un espace « vide » dans votre utérus. Pour de nombreuses raisons, vous pouvez être amenée à saigner dans cet espace, mais cela n'a pas d'impact sur le début d'une grossesse. C'est un peu comme un hématome et il n'est pas en contact direct avec l'embryon.

Aucun changement de mode de vie ni aucune mesure de précaution particulière ne sont dans ce cas à adopter. Vous pouvez mener une vie « normale », et continuer à faire du sport par exemple. Les seules contraintes concernent l'alimentation, l'alcool ou le tabac, mais comme pour n'importe quel début de grossesse. Quoi qu'il en soit, l'échographie dans 3 semaines permettra de savoir si l'embryon s'est pour sa part bien développé.

« Enceinte de 4 mois et demi, je suis malade tous les matins (fortes nausées, voire vomissements), et il m'est impossible de quitter mon lit à jeun. Or mon médecin m'a prescrit le test HGPO de dépistage du diabète gestationnel. Ce test m'angoisse car il faut être à jeun. Comment faire ? »

LA RÉPONSE du gynécologue

Le dépistage du diabète de la grossesse est recommandé en France entre 24 et 28 semaines d'aménorrhée, soit au 6e mois (très bientôt, effectivement). Il s'agit d'une méthode contraignante puisqu'elle nécessite une prise de sang à jeun, puis un dépistage 1 heure et 2 heures plus tard, après avoir pris 75 g de glucose.

Sachez qu'il est possible de s'arranger avec une infirmière à domicile si le premier prélèvement est difficile pour vous. La prise de glucose est alors notée et vous disposez de 1 heure pour vous rendre au laboratoire. Cela doit être fait avec l'accord de votre laboratoire. D'autres méthodes existent, mais ne sont pas encore validées pour le dépistage du diabète de la grossesse (HbA1c, fructosamine…).

S'il vous est impossible de vous organiser avec une infirmière en collaboration avec le laboratoire, vous pouvez en parler au médecin qui suit votre grossesse pour trouver un terrain d'entente.

LE DIABÈTE GESTATIONNEL : N'EN NÉGLIGEZ PAS LES CONSÉQUENCES

Le test du dépistage du diabète gestationnel, si désagréable soit-il, est réalisé pour votre santé et celle de votre bébé. En cas de diabète gestationnel, il y a en effet risque accru de retard de croissance in utero, de complications à l'accouchement, et d'avoir un gros bébé. Il en va aussi de votre santé à venir : une femme ayant fait un diabète gestationnel a en effet plus de risques de développer un diabète de type 2 plus tard, si elle ne modifie pas son hygiène de vie. Ne négligez donc pas le dépistage ni le régime alimentaire prescrit, si vous êtes concernée.

Il n'est pas obligatoire mais fortement recommandé chez les futures mamans à risque : âge supérieur à 35 ans, surpoids, antécédents familiaux de diabète au premier degré, grossesse précédente avec un gros bébé ou un diabète gestationnel. Le test HGPO (Hyperglycémie provoquée par voie orale) est réalisé en 3 temps : une première prise de sang à jeun (H0), une deuxième prise de sang 1 heure après avoir bu 75 g de glucose (H1), puis une troisième prise de sang 2 heures après ingestion du glucose (H2). Si la glycémie atteint ou dépasse l'une des 3 valeurs suivantes, un diabète gestationnel est diagnostiqué :

- H0 : 0,92 g sucre /l de sang.
- H1 : 1,80 g/l de sang.
- H2 : 1,53 g/l de sang.

« Enceinte de mon deuxième enfant, j'hésite à aller aux cours de préparation à la naissance… Y a-t-il une autre possibilité ? »

LA RÉPONSE de la sage-femme

Chaque grossesse est différente ! Commencez par aller voir une sage-femme et posez-lui toutes les questions qui sont restées en suspens lors de votre premier accouchement. Tout ce que vous n'avez pas compris ou tout ce que vous avez pu mal vivre après l'accouchement doit être confié à une personne qui saura vous écouter d'une façon bienveillante et vous expliquer pourquoi il en a été ainsi. Moins il y aura de doutes et plus vous serez dans la quiétude pour votre deuxième accouchement.

Vous pouvez cependant faire seulement 5 séances par exemple, qui permettront de revenir sur les bases de l'hygiène de la femme enceinte, de revoir des exercices de respiration et de relaxation, de savoir quand partir à la maternité (pour un deuxième, il est conseillé d'arriver plus vite car la « voie » est tracée), comment préparer votre périnée…

Mais vous pouvez aussi vous faire des massages pour éliminer les tensions dos/lombaires/jambes et vous détendre avant la naissance…

« Je dois faire ma première échographie dans quelques jours, y'a-t-il des choses à savoir pour s'y préparer? »

LA RÉPONSE du gynécologue

L'échographie permet à l'aide d'ultrasons de suivre la croissance du fœtus, mesurer sa vitalité, dépister d'éventuelles complications (anomalies fœtales, grossesse extra-utérine) et même de voir son sexe. Durant vos neufs mois de grossesse, vous passerez en principe trois échographies qui vous permettront de découvrir votre futur nourrisson sous tous les angles. Lors de cette première échographie (aussi appelée échographie de datation), vous allez faire votre première rencontre avec bébé ! Ce moment va être très émouvant et voici quelques conseils pour bien vous y préparer.

Zappez les crèmes hydratantes ou anti vergetures quelques jours avant l'échographie. Elles peuvent en effet contenir du plastique ou de la silicone, ennemis jurés de l'échographiste, car ils ne laissent pas bien passer les ultrasons.

Il est également recommandé de boire 5 à 6 verres d'eau dans l'heure qui précède votre échographie.

Enfin, privilégiez une tenue ample et confortable pour vous rendre à votre rendez-vous. Vous n'aurez pas besoin de vous déshabiller mais vous allez devoir relever votre haut, afin de libérer votre ventre et votre bas du ventre. Le radiologue va enduire votre ventre de gel (c'est froid !), puis passer une sonde sur la surface de la peau au regard de l'organe à examiner. Après l'échographie, vous repartirez avec les photos de votre bébé. Un merveilleux souvenir de votre grossesse !

LES DIFFÉRENTS TYPES DE PRÉPARATION À L'ACCOUCHEMENT			
Type de préparation	**Principe**	**C'est pour moi si…**	**Infos pratiques**
Préparation classique	Cette préparation associe théorie, en abordant un thème à chaque cours (grossesse, quand partir à la maternité, déroulement de l'accouchement, suites de couches, soins du bébé, allaitement), et pratique (respiration, travail musculaire centré sur le dos, périnée, bascule du bassin, positions d'accouchement, etc).	C'est mon premier bébé et je ne connais rien à l'accouchement. Je souhaite bénéficier de la péridurale.	• cours collectifs ou en couple ; • début : 7e mois ; • 8 séances remboursées ; • sage-femme libérale ou maternité.
Haptonomie	Du grec *haptein* signifiant « toucher », l'haptonomie vise à créer un lien affectif avec son bébé dès in utero, grâce au toucher - celui des mains du papa et de la maman sur le ventre. Le bébé répond à ce toucher affectif avec des mouvements. Si la maman accouche sans péridurale, le papa pourra l'aider, avec ce toucher haptonomique, à mieux vivre les contractions et à rester connectée à son bébé pour l'aider à naître.	J'ai envie de communiquer avec mon bébé et d'impliquer activement le papa dans la grossesse et lors de l'accouchement.	• en couple ; • début : 4e mois ; • 8 séances remboursées si médecin ou sage-femme. Non remboursées si psychologue.

LES DIFFÉRENTS TYPES DE PRÉPARATION À L'ACCOUCHEMENT			
Type de préparation	**Principe**	**C'est pour moi si…**	**Infos pratiques**
Sophrologie	La sophrologie est une méthode de relaxation qui utilise différents outils, à commencer par la respiration, qui permet d'atteindre un niveau de conscience à mi-chemin entre la veille et le sommeil. Cela permet à la future maman de se détendre, et, le jour J, de mieux vivre la douleur des contractions. La visualisation positive est un autre outil clé : en visualisant étape par étape l'accouchement, la future maman s'y prépare positivement.	Je suis particulièrement anxieuse, stressée, et je redoute beaucoup l'accouchement. Je cherche une préparation pour me détendre et mieux appréhender cette peur de l'accouchement.	• cours collectifs ; • début : fin du 1er trimestre ; • 8 séances remboursées si sage-femme ou gynécologue. Non remboursées si sophrologue (30 à 40 € la séance).
Préparation en piscine	Dans une piscine chauffée à 28°-30°, les futures mamans enchaînent exercices musculaires et respiratoires, étirements et relaxation, le corps allégé grâce à la pesanteur de l'eau. Des exercices en apnée permettent de travailler son souffle en vue du jour J. Des questions théoriques peuvent être abordées durant la séance.	Je souffre de douleurs musculaires, du poids du ventre, de jambes lourdes. C'est mon deuxième bébé et je recherche une préparation moins théorique, plus ludique.	• cours collectifs ; • début : 5e mois ; • séances remboursées si intégrées à une prépa classique et dispensées par une sage-femme.

LES DIFFÉRENTS TYPES DE PRÉPARATION À L'ACCOUCHEMENT			
Type de préparation	**Principe**	**C'est pour moi si…**	**Infos pratiques**
Chant prénatal	Lorsque l'on chante, on émet des vibrations à différents endroits du corps selon la note. L'idée est d'utiliser ces fréquences durant la grossesse et le jour J. Les sons aigus libèrent les tensions de la grossesse, tandis que les graves vont relaxer. Le jour J, les sons graves vont canaliser le souffle et relâcher la musculature, favorisant la dilatation du col et la gestion de la douleur.	Je recherche, en complément d'une préparation classique (conseillée), une méthode qui me permette d'entrer en contact avec mon bébé, d'avoir un outil concret pour gérer l'accouchement. J'aime chanter (même si je ne chante pas forcément bien !).	• cours collectifs ou individuels ; • début : 5e mois ; • séances non remboursées, sauf si intégrées aux séances de la sage-femme.
Yoga prénatal	Cette préparation mêle travail musculaire avec des postures adaptées à la grossesse, et maîtrise du souffle avec des exercices respiratoires et relaxation. Les bénéfices : soulagement des maux de grossesse, maîtrise du stress. Le jour J, cette respiration permet de mieux gérer les contractions, tandis que certaines positions vont favoriser la dilatation du col et la descente du bébé.	Je suis déjà une adepte du yoga. J'ai déjà suivi une prépa classique, je connais donc la théorie et souhaite une autre approche. Je recherche la détente et la relaxation, mais avec des exercices physiques. J'envisage peut-être de me passer de péridurale.	• cours collectifs ; • début : dès le 4e mois ; • séances remboursées si dispensées par une sage-femme formée.

SANTÉ DU BÉBÉ… ET DE LA FUTURE MAMAN

Durant 9 mois, la vie du bébé et celle de la future maman sont intimement liées. L'embryon, puis le fœtus, se développe au sein même du corps de la maman dont il dépend pour son oxygénation, son alimentation, sa protection. La santé de la future maman, son style de vie, ses éventuelles pratiques à risque – prise de médicaments, de substances dangereuses, maladies infectieuses… – peuvent aussi avoir des conséquences sur le bon développement du bébé. C'est une lourde responsabilité… Mais un peu de bon sens suffit généralement pour écarter tout danger.

À partir de presque rien – si ce n'est un ovule et un spermatozoïde –, un être humain unique va prendre forme. Chaque étape de la gestation suit un schéma bien précis, une mécanique bien rodée... Une genèse de l'être humain qui dévoile petit à petit ses secrets grâce à l'imagerie et à une meilleure connaissance des gènes, qui portent en eux le « programme » humain. On en sait désormais un peu plus sur ce qui se passe in utero, pour autant on ne peut – encore ? – agir sur ce développement. Là est la limite de l'homme, qui se contente donc de surveiller ce développement.

À chaque stade de la gestation, différents examens, à commencer par les trois échographies, permettront de vérifier que tout est normal. Prise de la tension, pesée, analyses de sang, etc. : la santé de la maman est surveillée de près durant la grossesse. Car, malheureusement, ce moment n'est pas toujours un long fleuve tranquille. Au moindre doute, d'autres examens seront pratiqués. Dans un seul but : un bébé et une maman en bonne santé.

Santé du bébé

Chaque bébé est différent… Mais le processus de création est le même pour tous ! Une cellule unique née de la rencontre entre un ovocyte et un spermatozoïde va se diviser, se multiplier, se différencier pour donner forme à un embryon avec un cœur qui bat, puis à un fœtus… Et enfin à un bébé que vous porterez bientôt dans vos bras. Tout cela se passe au sein même de votre corps, naturellement, selon une programmation bien précise. C'est le miracle de la vie !

1er mois : la rencontre de deux gamètes

Tout commence au moment de l'ovulation, lorsqu'un ovocyte et un spermatozoïde se rencontrent et fusionnent : c'est la fécondation. La nouvelle cellule ainsi créée est composée de 46 chromosomes : une moitié provient de la gamète mâle (le spermatozoïde du père), et l'autre de la gamète féminine (l'ovocyte de la mère). Ces chromosomes vont s'assembler et former les 23 fameuses paires, qui définissent l'unicité du petit être en développement. Le sexe de bébé, la couleur de ses yeux, la forme de son nez… sont déjà écrits dans son code génétique de même que le « mode de fabrication », étape par étape. La première : l'œuf fécondé se divise tout en se dirigeant vers l'utérus, où il arrive au 7e jour. Il pénètre alors dans la muqueuse utérine : c'est la nidation. Au terme de cette étape cruciale, on parle d'« embryon ». Les divisions cellulaires s'accélèrent et leur différenciation commence. À la fin du 1er mois (6 SA), l'embryon mesure près de 5 mm, les battements de son cœur sont visibles à l'échographie. Il n'a pas encore forme humaine, mais ses organes s'ébauchent déjà.

2e mois : l'étape clé de l'organogenèse

Ce 2e mois est décisif pour le développement du bébé : l'organogenèse, c'est-à-dire la formation des organes, se poursuit et s'achève. Le visage de bébé se forme avec une bouche, des yeux. Ses bras et ses jambes commencent à « pousser », et à leurs extrémités s'esquissent les mains et les pieds. Le cerveau se développe, le système digestif se met en place, l'appareil urinaire se forme, le cœur se divise en 4 cavités et ses battements peuvent être entendus au doppler. Les organes génitaux externes sont indifférenciés, mais les glandes sexuelles commencent à se former. À la fin du 2e mois (10 SA), bébé mesure environ 3 cm et pèse près de 10 g. Il bouge de façon réflexe, mais vous ne sentez pas encore ses mouvements.

3e mois : petit à petit vers une apparence humaine

À ce stade, on parle désormais de « fœtus ». Les organes poursuivent leur différenciation et leur croissance. La tête, qui s'arrondit progressivement, commence à se redresser. Le visage se modèle pour prendre une apparence humaine, la bouche s'ouvre et se ferme. Les bras et les jambes s'allongent, les muscles se développent, si bien que le bébé peut faire certains mouvements : tourner la tête, serrer les poings. Les os se consolident. Les neuroblastes (cellules à l'origine des neurones) se multiplient. Les organes génitaux se forment. À la fin du 3e mois (15 SA), bébé mesure 12 cm et pèse environ 65 g.

4e mois : bébé bouge et s'ouvre au monde

Les principaux organes du bébé sont formés et commencent à fonctionner. Le foie et les reins sont en activité, et dans l'intestin s'accumule déjà le méconium. Que va faire maintenant votre bébé ? Grandir ! Il s'active aussi de plus en plus à l'intérieur de votre ventre, d'autant qu'il a encore beaucoup de place. Ces mouvements sont importants pour son bon développement. Et magie, vous les percevez ! Du côté de bébé également, les sens s'affinent : il est désormais capable d'entendre, son sens du toucher se développe. Vous pouvez donc commencer à communiquer avec lui en lui parlant, en chantant, en touchant votre ventre. À la fin du 4e mois (19 SA), il mesure près de 19 cm et pèse 200 g en moyenne.

5e mois : bébé grandit à vitesse grand V

Pédalage et galipettes : grâce à ses muscles qui ont bien forci, les mouvements de bébé sont vigoureux… Quand il ne dort pas ! Ce qu'il fait 16 à 20 heures par jour, comme il le fera à sa naissance d'ailleurs. C'est important pour sa croissance, très rapide à ce stade. Ses ongles se forment, il travaille son réflexe de succion, indispensable pour bien téter à la naissance. Son cerveau se développe : les cellules nerveuses ont fini de se multiplier pour atteindre le chiffre faramineux de 12 à 14 milliards. Elles commencent à se connecter entre elles, mais ce travail de maturation nerveuse se poursuivra après la naissance. Bébé est très attentif au monde qui l'entoure, via les sons et le toucher ; aussi n'hésitez pas à multipliez les contacts avec lui. À la fin du 5e mois (24 SA), bébé mesure environ 26 cm et pèse 500 g en moyenne.

6e mois : les organes se peaufinent

Avec 20 à 60 mouvements par ½ heure, bébé bouge encore beaucoup, bien que l'espace commence à se faire étroit et que le sommeil occupe une grande partie de ses journées. Les organes achèvent leur développement : les dents de lait se mettent en place, les alvéoles pulmonaires se développent, les os durcissent, les articulations se forment. Bébé avale beaucoup de liquide amniotique... Parfois trop, d'où un hoquet ! Le vernix caseosa qui recouvre et protège sa peau s'épaissit. Bébé engraisse un peu. Désormais, il va en effet beaucoup plus grossir que grandir. Au terme du 6e mois (28 SA), bébé mesure environ 31 cm pour 900 g.

7e mois : un bébé viable... en théorie

L'espace commençant à manquer, les mouvements de bébé sont moins amples. Mais il reste très connecté au monde qui l'entoure : il ouvre les yeux et ressent même vos émotions. Si c'est un garçon, ses testicules descendent dans les bourses ; si c'est une fille, son stock d'ovocytes se forme. À la fin de ce mois, théoriquement, bébé est viable : son estomac, son intestin et ses reins fonctionnent, mais mieux vaut qu'il reste bien au chaud dans votre ventre pour grossir et pour que ses poumons atteignent leur maturité. À la fin du 7e mois (32 SA), bébé mesure environ 38 cm et pèse près d'1,5 kg.

8e mois : bébé grossit, grossit

À 34 SA, la maturation pulmonaire est finie. Le surfactant, substance recouvrant chaque alvéole pulmonaire pour empêcher les poumons de se rétracter après inspiration, est désormais en quantité suffisante. Maintenant que tous les organes sont achevés, reste une chose : prendre du poids ! Durant ces 8 dernières semaines, bébé va en effet prendre la moitié de son poids de naissance. L'espace commence à manquer, et une fois la tête en bas après une dernière galipette, il se peut que bébé reste dans cette position jusqu'au jour J. À la fin du 8e mois (36 SA), bébé dépasse les 2 kg et mesure environ 43 cm.

9e mois : bébé fait ses finitions

Ce dernier mois est celui des « finitions ». Bébé prend de 20 à 30 g par jour. Le lanugo, fin duvet qui le recouvrait alors, est tombé – même s'il peut en rester un peu ici et là à la naissance. Les ongles poussent, la peau se défripe. La place manque désormais, aussi plus de galipettes, seulement quelques coups de pied parfois. Il est temps de naître pour lui… et pour vous de l'accueillir enfin dans votre vie. À la naissance, bébé pèse en moyenne entre 3 kg et 3,5 kg et mesure environ 50 cm.

« Je suis enceinte de 5 semaines, et j'aimerais savoir quand j'aurai la joie d'entendre battre le cœur de mon futur bout de chou ! »

LA RÉPONSE de la sage-femme

Le cœur du fœtus commence à battre dès la 3e semaine de grossesse. En revanche, l'activité cardiaque du bébé n'est perceptible qu'aux alentours de 6 à 7 semaines de grossesse.

Les parents sont souvent très pressés d'entendre battre le cœur de leur bébé pour réaliser que la grossesse est bien réelle (et on les comprend !). Mais ils doivent parfois s'armer de patience, car à un jour près on peut ne rien entendre. Dans ces cas-là, il faut refaire une échographie 1 semaine ou 10 jours après... Pour ne pas trop s'angoisser.

À chacune des 7 visites prénatales de la grossesse, le gynécologue-obstétricien écoute pendant quelques minutes le cœur du bébé grâce à un appareil à ultrasons. Les pulsations cardiaques du fœtus sont 2 fois plus rapides que celles d'un adulte, de l'ordre de 120 à 140 battements par minute ! Cela ressemble à un cheval au galop.

Si le rythme cardiaque semble irrégulier, il est enregistré plus longuement. La plupart du temps, ces variations sont parfaitement normales. S'il y a le moindre doute, une échographie de contrôle est prescrite afin de détecter une éventuelle anomalie (problème d'oxygénation du fœtus, malformation...). Le jour de l'accouchement, le rythme cardiaque du bébé est enregistré quasi en continu grâce au monitoring, en même temps que les contractions, pour s'assurer que tout va bien.

« Je suis enceinte de 4 mois et je me demande ce que ressent mon bébé à l'intérieur du ventre… Peut-il nous entendre ? Est-il sensible au stress environnant ? »

LA RÉPONSE de la sage-femme

Le bébé est une personne qui vit à l'intérieur de vous. À l'image d'une éponge, il s'imprègne de tout ce qui l'entoure. Il développe ses 5 sens au fur et à mesure du déroulement de la grossesse. Il entend tout ce que vous écoutez, il est même particulièrement sensible au bruit, à votre voix ainsi qu'à celle du papa. Il goûte ce que vous mangez. Il ressent quelque chose quand vous touchez une personne. En effet, chaque fois que vous avez des émotions positives ou négatives, vous dégagez dans votre sang des hormones de joie, de stress… et bébé les ressent. Même s'il n'est pas en mesure de les interpréter, il est capable de différencier ce qui lui procure du bien-être ou du stress. Il sait que vous êtes son architecte de vie. L'unique de cet univers. Oui, bébé connaît le stress, et même si vous connaissez certains épisodes difficiles au cours de votre grossesse, il comprendra sans jugement, car il sait qu'il vient de vous. Toute votre vie il y a une reconnaissance infinie d'être enfant de cette maman et mère de cet enfant délivré. L'amour filial est simple, bon et beau car sans condition !

Et puis il y aura la naissance. Un premier stress énorme pour lui. Il devra désormais respirer, et s'acclimater à un environnement totalement différent de celui du ventre maternel. Si bébé passera presque autant de temps à dormir que pendant sa gestation (où le temps de sommeil est estimé à 97 %), il devra aussi apprendre à gérer le changement de rythme entre le jour et la nuit…

STRESS, ÉMOTIONS NÉGATIVES : BÉBÉ N'EST PAS À L'ABRI !

Autant bébé apprécie votre voix, les battements de votre cœur, vos caresses, autant il peut ressentir votre stress, notamment via l'adrénaline qui passe à travers le placenta. Pas de panique cependant : l'effet hormonal s'estompe vite. Il faut être conscient du fait que bébé peut ressentir votre stress, mais qu'il est possible de s'en protéger, par exemple avec des techniques de relaxation (yoga, sophrologie). Pas besoin d'être encore plus stressée à l'idée de transmettre votre stress à bébé ! Sinon c'est le cercle vicieux… Et un premier pas vers la culpabilité maternelle !

Parmi les préparations à l'accouchement, l'haptonomie peut permettre aux parents et au bébé de tisser des liens affectifs par contact, grâce à des touchers et des caresses. Cette méthode douce instaure une relation précoce entre le fœtus, sa mère et son père, donne au bébé une sécurité affective qui le prépare sereinement au monde.

Un moyen de communiquer avec bébé au travers de la paroi abdominale de la maman et de permettre au futur père de créer un lien fort avec son petit, tout en suivant le développement et l'évolution du fœtus, étape après étape.

« Lors de ma dernière échographie à 7 mois de grossesse, on a diagnostiqué à mon bébé un retard de croissance, dois-je m'inquiéter ? »

LA RÉPONSE du gynécologue

Il existe en fait 2 types de retard de croissance :
– le plus fréquent est ce que l'on appelle le PAG (Petit pour l'âge gestationnel). Le bébé est plus petit que la moyenne, mais son poids et sa taille sont toujours bien proportionnels. Par ailleurs, il n'y a pas de problème sur les artères du bébé (ombilic et du cerveau). Cette anomalie n'est pas grave du tout. L'échographiste surveille juste que la courbe de croissance évolue bien (toutes les 3 semaines, par exemple) ;
– le vrai retard de croissance est caractérisé par un infléchissement de la courbe de croissance. Le bébé ne grandit plus ou pas assez. Il existe de nombreuses causes pouvant ralentir sa croissance. La plus courante est un problème de vascularisation. Le placenta ne fait plus assez bien son travail et le bébé ne reçoit plus assez de sang. Il est alors surveillé régulièrement. Dans des cas rares, il peut arriver que l'on déclenche l'accouchement si le bébé présente des signes de souffrance à l'échographie ou si son rythme cardiaque est ralenti.

Le retard de croissance peut également être dû à une infection provoquée par un virus, ou à une malformation. Votre praticien prescrira une prise de sang dans le cas d'une suspicion d'infection ou une amniocentèse pour écarter une anomalie génétique.

Essayez d'en savoir plus et ne vous inquiétez pas outre mesure : pour simplifier le discours, les échographistes parlent souvent de retard de croissance, alors qu'il ne s'agit que de PAG.

« Je suis enceinte de 2 mois et j'ai hâte de sentir mon bébé bouger ! Quand va-t-il commencer à se manifester et comment reconnaître ses mouvements ? »

LA RÉPONSE de la sage-femme

Sentir le bébé bouger rassure les mamans car c'est le signe qu'il est bien là. La première fois, c'est d'ailleurs un grand moment d'émotion ! Seule la maman peut le percevoir au début. Puis, après quelques mois (vers 5-6 mois), le papa pourra lui aussi sentir les mouvements de son futur enfant en plaçant ses mains sur le ventre de sa compagne. Le moment où l'on commence à sentir le bébé bouger dépend notamment du nombre de grossesses de la patiente.

Pour les primipares, c'est-à-dire les femmes qui attendent leur premier enfant, ce sera en général vers 6 mois.

JE NE LE SENS PLUS BOUGER, QUE FAIRE ?

Sans pour autant être à l'affût du moindre coup de pied ou hoquet, il est important d'être attentive aux mouvements de votre bébé. Si vous ne le sentez plus bouger depuis un petit moment, allongez-vous et essayez de vous détendre en respirant profondément, les mains posées sur le ventre. Ainsi concentrée, vous discernerez alors plus facilement l'activité de bébé pendant son sommeil (lui aussi bouge en dormant !). Mais dans le cas où vous ne sentez plus bébé bouger depuis 24 heures, rendez-vous rapidement à l'hôpital pour un contrôle. Avec un monitoring et une échographie, une sage-femme vérifiera que bébé se porte bien. N'ayez pas peur de déranger pour « rien » : rassurer une future maman, ce n'est jamais « rien » !

Pour les multipares, ce sera à partir de 3-4 mois. D'une part, la sangle abdominale a déjà subi une grossesse, donc elle est moins tonique ; d'autre part, la femme qui a déjà été enceinte identifie plus facilement les premiers mouvements de bébé car elle connaît déjà la sensation.

Les signes que bébé bouge : au début, on ressent comme des bulles dans le ventre ou une caresse de poisson. Puis, au fur et à mesure, les coups se font vraiment sentir, souvent quand la maman est allongée et au calme. Parfois, bébé a le hoquet ! C'est assez surprenant de voir son ventre rebondir à chaque secousse. En fin de grossesse, les mouvements du bébé déforment le ventre de sa maman car il a moins de place, on peut même repérer un bout de pied, un bras… ! Dès que bébé bouge régulièrement, elle doit le sentir tous les jours. Si la maman ne ressent rien pendant 24 heures, une consultation aux urgences maternité s'impose.

« Je suis de groupe sanguin A– et mon compagnon O+. Y a-t-il nécessairement une incompatibilité rhésus et cela entraîne-t-il des risques pour notre bébé ? »

LA RÉPONSE du gynécologue

Lorsqu'une femme est rhésus négatif (ou d) et son conjoint rhésus positif (ou D), il y a 15 % de chances environ que l'enfant soit rhésus négatif comme sa maman. Si votre fœtus est rhésus positif, il aura donc reçu l'exemplaire positif de votre conjoint (donc dans 85 % des cas environ).

Tout au long de la grossesse, il y a un peu de passage de sang du bébé vers la maman. Plus la grossesse avance, plus le passage est important. Mais il est généralement insuffisant pour que vos cellules de défense s'en rendent compte. Si trop de sang passait, vos globules blancs réagiraient en fabriquant des anticorps pour détruire les globules rouges positifs du bébé. Les anticorps fabriqués dans les premiers mois sont trop gros pour passer la barrière placentaire et le bébé ne risque rien normalement pour cette grossesse.

Cependant, avec le temps, vos globules blancs fabriquent des anticorps contre le rhésus (on les appelle aussi anti-D) de plus petite taille. Lors des grossesses suivantes, s'ils rencontrent encore trop de sang positif du bébé, les globules blancs peuvent alors fabriquer beaucoup trop d'anticorps anti-D, qui détruisent alors les globules rouges dans votre sang. Étant cette fois-ci plus petits, ils passent le placenta et détruisent aussi ceux dans le sang du bébé.

Dans les formes graves, le bébé se retrouve en anémie puisque ses globules rouges sont détruits. Cette anémie est dangereuse pour lui. Cette situation est heureusement devenue très rare aujourd'hui. En effet, pour éviter cette anémie due à une allo-immunisation rhésus, on pratique une injection d'anti-D. Ce produit est le même anti-corps que celui fabriqué par les globules blancs. Une faible dose permet de détruire les globules rouges D avant que votre immunité ne se mette en branle, tout en préservant bébé de l'anémie.

LES DIFFÉRENTS GROUPES SANGUINS

Les groupes sanguins se divisent principalement en deux systèmes : le système ABO et le système rhésus. En début de grossesse, la détermination du groupe sanguin de la future maman fait partie des examens obligatoires. Le système ABO est le plus répandu, et se caractérise par la présence d'antigènes, de même dénomination que leur groupe sanguins de référence : A, B, ou AB. Le groupe O n'en a pas, et se distingue aussi par son universalisme. Ses détenteurs sont d'ailleurs appelés « donateurs universels », à la différence des personnes AB « receveurs universels », pouvant recevoir du sang de n'importe quel groupe.

« À quel stade de grossesse peut-on éliminer tous les risques de malformation du fœtus ? Je suis enceinte de 3 mois et très préoccupée pour mon bébé, ma sœur ayant été confrontée à ce problème durant sa grossesse... »

LA RÉPONSE du gynécologue

La surveillance de la grossesse a pour but de déceler, avant sa naissance, les risques de découvrir une éventuelle malformation du bébé. C'est pour cela que l'on vous demande de réaliser des prises de sang pour la rubéole, la toxoplasmose, la trisomie 21... Et que l'on suit l'évolution du bébé par échographie.

Ceci étant, un certain nombre de pathologies ne sont pas détectées dans le cadre d'un suivi de grossesse classique. Sans prédisposition génétique ou antécédents familiaux, des maladies comme l'amyotrophie spinale ne font pas l'objet d'un dépistage systématique. Aussi, certaines malformations du cœur sont parfois très difficiles à voir, malgré des échographies de plus en plus performantes. D'autres maladies ne sont tout simplement pas dépistables, parce qu'on ne connaît pas le gène de la maladie. L'autisme par exemple.

D'un autre côté, certaines maladies infectieuses comme le CMV ou la toxoplasmose, qui peuvent avoir de graves conséquences pour le bébé, ne donneront pas toujours des malformations. Si la future maman attrape l'une de ces maladies, il y a un risque, mais on ne peut pas forcément détecter les malformations grâce aux examens de la grossesse. Cela peut poser des problèmes éthiques aux praticiens, qui peuvent proposer une interruption médicale de grossesse alors qu'ils ne sont pas sûrs à 100 % que le bébé sera atteint d'une malformation. Il existe même des malformations qui ne donneront pas toujours des handicaps, comme certaines malformations du cerveau (corps calleux).

Il n'est pas possible aujourd'hui de savoir si votre bébé sera exempt de toute malformation, car notre connaissance et les moyens de diagnostic ne vont pas aussi loin. Mais soyez rassurée, ces anomalies sont rares et la grande majorité des bébés naissent en bonne santé.

L'ACIDE FOLIQUE PENDANT LA GROSSESSE

L'acide folique, ou vitamine B9, est très important pour le développement de l'embryon, et plus particulièrement de son système nerveux. Une carence en début de grossesse peut entraîner de graves malformations, comme le spina bifida (anomalie de fermeture du tube neural). Idéalement, c'est en amont de la grossesse qu'il faut se constituer un stock d'acide folique en consommant régulièrement des légumes verts à feuilles, des abats, des lentilles, du quinoa. Mais le plus efficace reste la supplémentation : la HAS (Haute Autorité de santé) recommande une supplémentation de 0,4 mg par jour dès le désir de grossesse et au moins 4 semaines avant la conception, et ce jusqu'à 12 SA.

« Je suis enceinte de 12 semaines. Mon gynécologue a découvert un kyste sur le cordon ombilical, qui est, selon lui, sans gravité pour le moment puisqu'il n'empêche pas la circulation sanguine, mais qui sera à contrôler dans 1 mois. Dois-je m'inquiéter ? Y a-t-il des précautions à prendre ? »

LA RÉPONSE du gynécologue

Le cordon ombilical est essentiel pour le développement du fœtus. C'est lui en effet qui assure le lien entre la maman et son bébé durant les 9 mois de grossesse. Grâce à lui, bébé respire et se nourrit, grossit et grandit. D'une longueur de 60 cm et d'une épaisseur de 2 cm environ, le cordon ombilical ressemble à un tube blanchâtre, à la texture gélatineuse, qui relie l'abdomen du fœtus au placenta de la maman. Il est composé d'une veine – qui transporte la nourriture et l'oxygène du placenta vers le bébé – et de deux artères qui éliminent les déchets.

Dans cette situation de stress, on aimerait faire plein de choses alors qu'il est tout bonnement impossible de changer quoi que ce soit. Ne vous inquiétez pas, d'autant que ce kyste ne gêne pas la circulation sanguine et que de toute façon vous n'y pouvez rien ! Faites confiance au personnel soignant et vivez votre grossesse du mieux que vous pouvez.

« Lors de ma 2e échographie, on m'a diagnostiqué un placenta prævia, est-ce grave ? »

LA RÉPONSE du gynécologue

Un placenta prævia est un placenta inséré trop bas par rapport au col de l'utérus. Cela est, en général, sans gravité. Le placenta prævia est souvent découvert à la 2e échographie ; à la fin de la grossesse, il va néanmoins s'éloigner de l'orifice du col quand l'utérus va augmenter de volume.

LES PATHOLOGIES DU PLACENTA

Plate-forme d'échange entre la maman et son bébé, le placenta joue un rôle essentiel durant la grossesse. Mais il arrive parfois qu'il entraîne des complications :

- **le décollement partiel du placenta : en début de grossesse, un petit hématome peut se former entre l'œuf et la paroi utérine et occasionner quelques saignements. Si le décollement est mineur, il se résorbera spontanément.**
- **le placenta bas inséré : au lieu d'être au fond de l'utérus, à l'opposé du col, le placenta s'insère parfois plus bas, près du col, ce qui peut provoquer des saignements. Ce problème est visible à la 1re échographie. Mais au fil des semaines, avec le développement de l'utérus, le placenta peut remonter.**
- **le placenta prævia : le placenta n'est finalement pas remonté et s'est inséré au niveau du col. Le risque est, lors des contractions et de la dilatation du col, que le placenta se décolle et déclenche une hémorragie.**
- **le placenta prævia recouvrant : le placenta recouvre entièrement l'orifice de l'utérus. Une césarienne est alors nécessaire pour faire naître bébé.**

Le placenta peut parfois se déchirer un peu du fait de la croissance plus rapide de l'utérus. Il va donc y avoir des saignements. Le sang est alors très majoritairement celui de la mère, et non celui du bébé, ce qui ne pose généralement pas de problème. Cependant, si les saignements sont trop fréquents ou trop abondants, le bébé peut être en anémie.

Dans d'autres cas, le placenta recouvre complètement le col de l'utérus. Un accouchement par les voies naturelles devient alors trop dangereux, du fait des risques d'hémorragie. Il faut donc réaliser une césarienne.

En résumé, votre situation est assez fréquente (cette anomalie touche environ 1 grossesse sur 200). Elle se normalise spontanément sans incident la plupart du temps. Dans de rares cas, des saignements peuvent avoir un impact sur le bébé et justifier une césarienne.

« Je viens de faire l'échographie du 2e trimestre et on m'a dit que je n'avais pas assez de liquide amniotique. Est-ce grave ? Quelles conséquences cela peut avoir sur mon bébé ? »

LA RÉPONSE du gynécologue

Le liquide amniotique est un liquide clair et stérile dans lequel baigne le fœtus durant la grossesse. Il provient essentiellement de l'urine et des sécrétions broncho-pulmonaires, stériles elles aussi, du fœtus, et il permet au bébé de bouger facilement dans le ventre de sa mère et de le protéger des chocs extérieurs. Il le préserve aussi et des infections et maintient autour de lui une température constante de 37 °C, une des conditions essentielles à sa bonne croissance.

Une faible quantité de liquide amniotique peut être due à un mauvais fonctionnement du placenta (s'il ne donne pas assez de sang au bébé) ou à une fissuration de la poche des eaux, par exemple… Mais heureusement, bien souvent, il n'y a aucun problème !

Habituellement, des contrôles échographiques sont demandés pour surveiller l'évolution. S'il reste assez de liquide, et que les causes évoquées précédemment ont été écartées, le bébé évolue normalement. Si le liquide a vraiment beaucoup diminué, cela peut, en revanche, poser un problème pour le développement des poumons du bébé et des articulations des poignets ou des chevilles, qui peuvent se mettre dans une mauvaise position par manque de place.

En pratique, un oligoamnios (nom scientifique du manque de liquide amniotique) peut être tout à fait normal, mais il mérite d'être surveillé.

« Lors de ma 3e échographie, le gynécologue a trouvé que mon bébé était trop gros. Est-ce que cela implique des risques pour sa santé ou seulement un problème pour l'accouchement ? »

LA RÉPONSE du gynécologue

Lorsqu'un bébé est trop gros, on recherche alors des causes. La principale cause de gros bébé est le diabète gestationnel. Pour le dépister, on pratique un examen que l'on appelle HGPO 75 g. Celui-ci consiste à mesurer le taux de sucre dans le sang à jeun, puis après absorption d'une certaine quantité de sucre.

Si un diabète de grossesse (ou diabète gestationnel) est détecté, vous serez alors suivie par un endocrinologue. Votre taux de sucre dans le sang sera étroitement surveillé et vous serez soumise à un régime assez strict. Dans certains cas, des piqûres d'insuline seront même nécessaires. Il faudra peut-être aussi réaliser une césarienne en fonction du poids du bébé.

En l'absence de diabète de grossesse, un gros bébé pourra avoir un impact sur votre accouchement.

Si le poids de votre bébé est estimé à plus de 5 kg, il est recommandé d'accoucher par césarienne. Entre 4,5 et 5 kg, la discussion se fera avec l'équipe qui suit votre grossesse. Des bébés de plus de 5 kg risquent de déchirer le périnée, ce qui pourrait avoir des conséquences plus tard, par exemple entraîner uneincontinence urinaire. Pour le bébé, il pourrait sortir sa tête, mais pas les épaules (on parle de dystocie des épaules). Dans ce cas, il y a un risque pour le bébé, notamment concernant les nerfs des bras.

Mais l'échographie n'est pas une science exacte et l'erreur d'estimation du poids du bébé peut être importante. Il n'est pas rare d'inquiéter des parents avec un bébé estimé gros, et qui finalement aura un poids proche de la normale.

Se soigner pendant la grossesse

Enceinte, sous l'effet des hormones, des contraintes mécaniques de la grossesse et de l'affaiblissement de vos défenses immunitaires, vous êtes davantage sujette à différentes maladies. Il faudra les soigner bien sûr, mais avec prudence car certains médicaments peuvent nuire au bébé. De plus, il faudra être particulièrement attentive à ces maux car certains, anodins en temps normal, peuvent se révéler plus graves durant la grossesse. Vous l'aurez donc compris : pendant ces 9 mois, votre santé est doublement importante, pour vous et pour votre bébé.

Médicaments sous haute surveillance

La majorité des médicaments pris durant la grossesse sont transmis à l'embryon ou au fœtus via le placenta. Or certaines molécules médicamenteuses peuvent être nuisibles au développement du bébé. On les dit « tératogènes » : elles peuvent entraîner des malformations. Ces risques sont particulièrement élevés en début de grossesse, lorsque a lieu l'organogenèse. Mais la prudence est de mise durant toute la grossesse, et même – et surtout – avec des médicaments courants comme l'ibuprofène ou l'aspirine. Les médicaments sans ordonnance contre le rhume constituent également un danger – pour ne citer qu'eux. Aussi une seule règle pendant la grossesse : pas d'automédication ! Demandez toujours conseil à votre médecin traitant, gynécologue, sage-femme ou pharmacien.

Des symptômes habituellement anodins… sauf pendant la grossesse

Une petite fièvre ? D'ordinaire, ce n'est généralement pas grave. Mais, durant la grossesse, toute fièvre (au-delà de 38 °C pendant plus de 24 heures, ou au-delà de 38,5 °C à deux prises différentes) doit être prise au sérieux. Bien sûr, elle peut être due à un banal petit rhume… ou à une infection potentiellement dangereuse pour le bébé, comme la listériose ou le cytomégalovirus. De plus, la fièvre peut entraîner des contractions – et donc, un accouchement prématuré – car les cytokines (nos défenseurs contre les infections) stimulent les prostaglandines, hormones impliquées dans la maturation du col de l'utérus. Pas de panique si le thermomètre grimpe… mais consultez sans tarder. Votre médecin ou sage-femme vous prescrira une prise de sang et une analyse d'urine pour déceler une éventuelle infection et définir le traitement antibiotique adéquat. Autre symptôme à prendre au sérieux durant la grossesse : les maux de tête. Ils peuvent être les prémices d'une hypertension artérielle, une situation dangereuse pour vous et votre bébé. A fortiori s'ils sont accompagnés de bourdonnements d'oreille et de mouches devant les yeux. Dans ce cas, il faut sans tarder se rendre aux urgences !

Sphère intime : à surveiller de près

Les sphères gynécologiques et urinaires sont mises à rude épreuve durant la grossesse. Pour des raisons mécaniques : l'utérus comprime tous les organes de cette zone, particulièrement la vessie. Et des raisons hormonales, encore et toujours : les hormones de la grossesse entraînent un relâchement de tous les tissus et notamment des uretères, favorisant la stagnation des liquides, ainsi qu'une modification des sécrétions vaginales. De petites infections de la zone uro-génitale sont donc fréquentes pendant la grossesse... mais à prendre au sérieux car elles peuvent vite dégénérer et entraîner des complications. Ainsi, une cystite non soignée peut gagner les reins et augmenter le risque de fausse couche en début de grossesse, ou d'accouchement prématuré plus tard. C'est pourquoi une analyse d'urine est systématiquement réalisée tous les mois afin de déceler une éventuelle infection asymptomatique. N'hésitez pas à consulter au moindre signe de cystite : brûlure lors de la miction, envies fréquentes d'uriner, fièvre. Et, à titre préventif, buvez fréquemment tout au long de la journée. Vous pouvez aussi acheter chez le pharmacien de petites bandelettes pour tester vos urines à la maison. Du côté gynécologique, il est habituel durant la grossesse d'avoir des pertes blanches un peu plus abondantes. Inutile de les scruter à la loupe... mais soyez-y attentive tout de même. Si elles sont beaucoup plus abondantes que d'habitude, malodorantes, si vous avez des démangeaisons et des brûlures dans la région vulvaire, consultez sans tarder.

Il ne faut pas laisser traîner ce type d'infection : non traitée, elle peut entraîner une fausse couche, un accouchement prématuré, une infection puerpérale (infection de la maman lors de l'accouchement) ou une infection du nouveau-né.

Sphère buccale : attention à la gingivite

« Une grossesse, une dent », disait-on autrefois. Heureusement, ce n'est plus vrai ! La grossesse est néanmoins une période délicate pour la sphère bucco-dentaire. Encore une fois, les hormones sont – en grande partie – responsables, en rendant la gencive plus fragile. Avec à la clé chez certaines futures mamans une « gingivite de la femme enceinte » : la gencive est très gonflée, rouge, et recouvre parfois toute la dent. Impressionnant... mais bénin : ce type de gingivite disparaît spontanément après l'accouchement. Plus grave en revanche est la gingivite classique liée à la présence de plaque dentaire et de tartre. Sous l'effet des hormones, la réponse inflammatoire de la gencive est accrue. Le risque étant que la gingivite évolue vers une parodontite, dont on sait aujourd'hui qu'elle est associée à un risque accru d'accouchement prématuré et de bébé de faible poids. Pour l'éviter, un seul moyen : la prévention avec des détartrages réguliers et une bonne hygiène bucco-dentaire. Avant la grossesse, faites un bilan chez votre dentiste, puis un second au 2e trimestre de grossesse.

MÉDICAMENTS AUTORISÉS OU NON	
Paracétamol	Possible pendant toute la grossesse, c'est l'antalgique et l'antipyrétique de première intention durant ces 9 mois.
AINS (ibuprofène, kétoprofène)	• à éviter si possible, même ponctuellement, jusqu'à 24 SA ; • au-delà de 24 SA, formellement contre-indiqué.
Aspirine	• peut être utilisée ponctuellement jusqu'à 24 SA, sous contrôle médical ; • au-delà de 24 SA, formellement contre-indiquée.
Codéine	Possible durant la grossesse, sous contrôle médical.
Corticoïdes	Les corticoïdes peuvent être utilisés chez la femme enceinte quels que soient leurs voies d'administration, leurs posologies et le terme de la grossesse. Sous contrôle médical.
Laxatifs	Les laxatifs de lest (mucilages et son) et les laxatifs osmotiques (PEG, lactulose, lactitol, sorbitol) sont à privilégier durant la grossesse.
Antibiotiques	Certains sont possibles. Sous contrôle médical.
Antidépresseurs	Certains sont possibles. Sous contrôle médical.

À savoir : le CRAT (Centre de référence sur les agents tératogènes) recense les risques, pendant la grossesse et l'allaitement, des médicaments, vaccins, radiations et dépendances. Infos sur www.lecrat.org

« Enceinte de 4 mois, je viens de découvrir que j'ai contracté la toxoplasmose depuis ma dernière prise de sang. Quels sont les risques ? »

LA RÉPONSE du gynécologue

Avoir une prise de sang positive est très fréquent et n'est pas du tout signe d'une infection récente. C'est ce qu'il va falloir vérifier car les anticorps IgM, qui sont habituellement le signe d'une infection récente, ne sont pas très fiables. Le plus souvent, on refait la prise de sang 15 jours plus tard afin de voir l'évolution du taux d'anticorps. Si vous avez fait une prise de sang dans l'année à la recherche d'une infection, le laboratoire garde une petite partie du sérum. On peut alors s'en servir pour vérifier si l'infection n'a pas eu lieu avant.

Dans l'attente des résultats, votre médecin vous prescrira probablement un antibiotique (rovamycine). Si l'infection est confirmée, on propose en général une amniocentèse 4 semaines après l'infection pour déterminer si le fœtus a été infecté. Le traitement antibiotique et la surveillance vont dépendre de cette amniocentèse.

La toxoplasmose peut avoir un impact important chez le fœtus : le toxoplasme (le parasite) peut infecter le bébé et provoquer des troubles des systèmes nerveux et oculaire. Plus l'infection arrive tôt dans la grossesse, plus l'anomalie peut être sévère. Heureusement, dans ce cas, les risques de transmission de la maladie au fœtus sont peu élevés car le toxoplasme a du mal à passer le placenta.

Dans votre cas, il est probable qu'il s'agisse d'un faux positif et l'infection est peut-être plus ancienne que la grossesse. Sinon c'est que l'infection est très précoce et le risque que le bébé soit infecté est alors très faible.

« Souffrant d'insomnies avant ma grossesse, j'utilisais des somnifères. La fatigue du début de grossesse m'a aidée à m'en passer, mais aujourd'hui dans mon troisième trimestre, je passe des nuits entières sans dormir. Puis-je reprendre mon ancien traitement ? J'ai peur d'être épuisée pour l'accouchement… »

LA RÉPONSE du gynécologue

Cela dépend du traitement de base, car il existe effectivement des traitements peu dangereux, que l'on peut utiliser en fin de grossesse. Si les gynécologues prescrivent régulièrement l'Atarax dans ce genre de cas, les femmes enceintes peuvent se tourner en toute confiance vers des médicaments comme le Donormyl, qui a l'avantage d'être en vente libre et de ne pas nécessiter de prescription médicale. Il est complètement inoffensif pour le bébé, à la différence d'autres médicaments qui peuvent être tératogènes. De cette manière, avant de reprendre un traitement -quel qu'il soit- les femmes enceintes doivent avoir pour reflexe de vérifier sur le site du CRAT ce qui leur est permis, puis d'en parler à leur praticien.

Dans le cas des somnifères, surtout en fin de grossesse, ce n'est pas tant une éventuelle malformation que l'on redoute, mais un bébé qu'il faudrait sevrer à la naissance.

« Je suis migraineuse depuis très longtemps et seuls les médicaments type triptans sont efficaces (le zomig, particulièrement). Pourrai-je continuer mon traitement pendant la grossesse ? Sinon, y a-t-il d'autres solutions ? Ces crises sont vraiment très handicapantes et douloureuses... »

LA RÉPONSE du gynécologue

Concernant la migraine pendant la grossesse, il y a effectivement des aménagements à faire dans le traitement. Le Centre de référence sur les agents tératogènes (CRAT) recommande en première intention d'utiliser les traitements contre la douleur (antalgiques) comme le paracétamol. Ce traitement peut être utilisé, quel que soit le terme de la grossesse. Les anti-inflammatoires non stéroïdiens (ibuprofène, kétoprofène...) ainsi que l'aspirine ne sont pas conseillés et sont formellement contre-indiqués à partir du début du 6e mois de grossesse. Si le paracétamol n'est pas efficace, votre médecin vous prescrira alors des médicaments plus puissants comme la codéine (Codoliprane®...) ou le tramadol (Contramal, Ixprim®...), si le traitement par codéine n'est pas toléré par exemple. Dans votre cas, les triptans marchent bien. Si le traitement avec le paracétamol ne fonctionne pas, vous aurez probablement la possibilité de continuer à en prendre. Le CRAT préfère le sumatriptan (Imigrane®) en cours de grossesse.

Concernant spécifiquement le zomig, celui-ci ne donne pas de malformation chez l'animal. En revanche, il est préférable de ne pas utiliser les médicaments suivants : la flunarizine (Sibelium®), le méthysergide (Desernil®) et le topiramate (Epitomax®).) Cela étant, le plus souvent, la migraine s'améliore en cours de grossesse.

AUTOMASSAGE ANTIMIGRAINE

Pour soulager une migraine, inspirez-vous du ***do-in***, une discipline de la médecine chinoise.

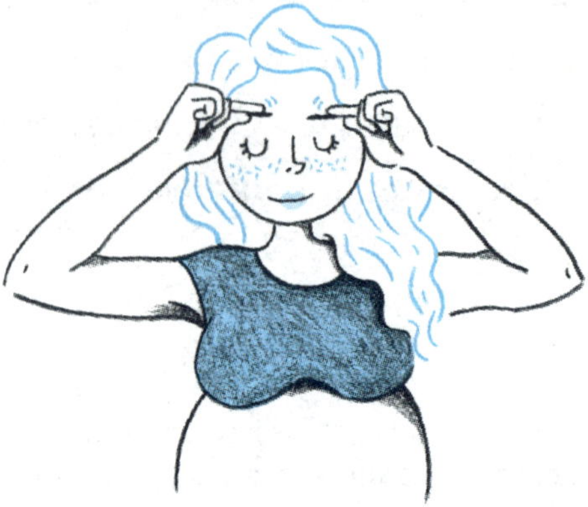

Avec vos pouces, faites de petites pressions sur l'arcade sourcilière, puis descendez jusqu'aux tempes.

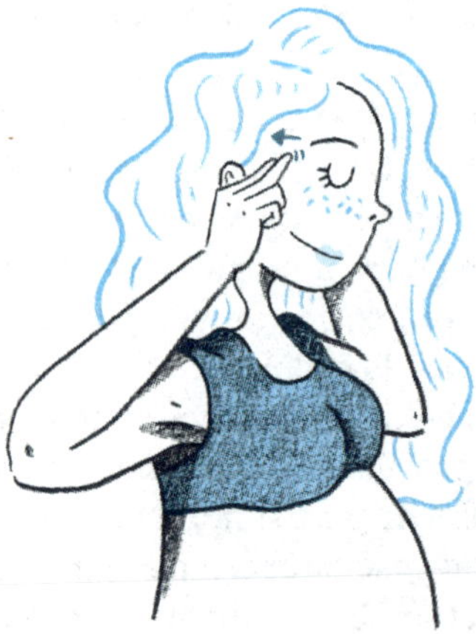

Faites des pressions autour du creux des tempes, d'avant en arrière.

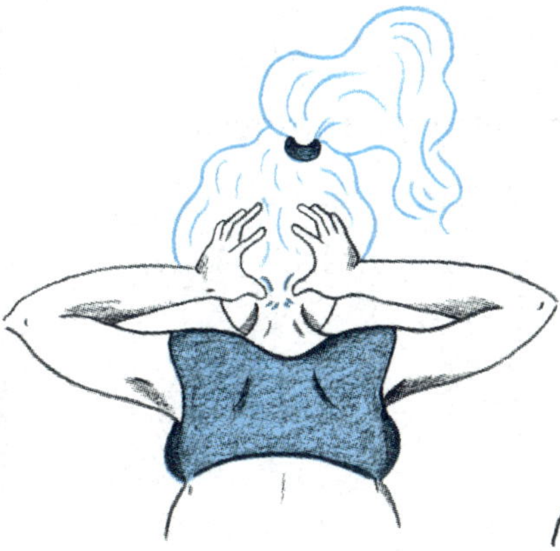

De même, réalisez des pressions dans les creux latéraux à la base du crâne, là où passent les nerfs douloureux (nerfs d'Arnold) chez les migraineux.

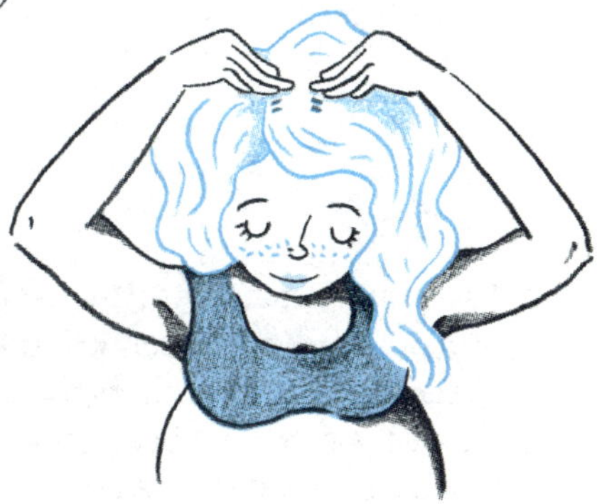

Terminez par des pressions au sommet du crâne, là où il y a une légère incurvation (fontanelle).

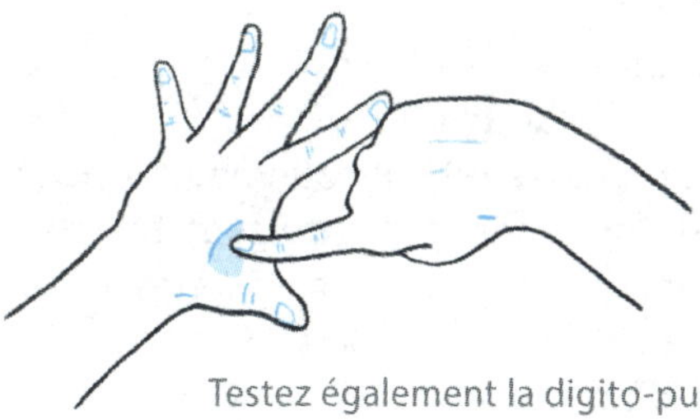

Testez également la digito-puncture, en massant dans le sens inverse des aiguilles d'une montre le point antimigraine situé dans le creux entre le pouce et l'index.

ATTENTION : des maux de tête importants durant la grossesse doivent amener à consulter. Ils peuvent être le signe d'une hypertension artérielle.

« Je suis enceinte de 3 mois et je suis traitée depuis très longtemps aux antihistaminiques. Après quelques semaines de répit, mon allergie revient. Puis-je continuer ou reprendre mon traitement ? »

LA RÉPONSE du gynécologue

Les antihistaminiques H1 (ceux utilisés dans les allergies) sont utilisables quel que soit le terme de la grossesse et en cours d'allaitement. Les données publiées chez les femmes enceintes exposées à ces médicaments sont très nombreuses et rassurantes. Le Centre de référence sur les agents tératogènes (CRAT) autorise donc l'utilisation de ces médicaments :

- la cétirizine (Alairgix®, Virlix®, Zyrtec®, Zyrtecset®) ;
- la desloratadine (Aerius®, Dasselta®) ;
- la fexofénadine (Telfast®) ;
- la lévocétirizine (Xyzall®) ;
- la loratadine (Clarityne®, Zaprilis®).

Concernant l'azélastine (Allergodil®, Proallergodil®), cette molécule n'est autorisée que pendant l'allaitement. En effet, elle est malformative (tératogène) chez l'animal à fortes doses, et peut causer des malformations du squelette. Cependant, il s'agit d'un médicament administré via des gouttes pour les yeux (ophtalmique) et par le nez. Le passage dans le sang est très faible et si vous avez utilisé ce traitement par erreur, il est très peu probable que votre bébé ait des problèmes plus tard.

L'hydroxyzine (Atarax®) est parfois utilisé de façon ponctuelle en cas d'allergies en cours de grossesse. Mais s'il s'agit d'un traitement au long cours, le CRAT recommande que l'on utilise les autres médicaments contre l'allergie.

« Je suis à 18 semaines de grossesse et je suis malade pour la deuxième fois en 3 semaines : après une angine, place à la rhinopharyngite ! De plus, je vomis beaucoup. Je me demande si cela peut avoir un impact sur la santé de mon bébé. »

LA RÉPONSE du gynécologue

Malheureusement, la grossesse diminue les défenses immunitaires et les femmes enceintes ont tendance à attraper toutes les maladies qui passent… Et c'est normal : votre bébé puise dans vos réserves !

Les signes que vous présentez ne sont pas un danger pour le déroulement de votre grossesse ni le développement de votre bébé. Votre médecin doit cependant être informé lorsque vous êtes malade afin qu'il puisse faire le point avec vous et établir les diagnostics adaptés si nécessaire (les prises de sang sont parfois utiles).

De plus, attention aux médicaments que vous prenez quand vous avez ce genre de maladies. Certains, qui vous paraissent inoffensifs et que vous avez l'habitude de prendre sans ordonnance avant d'être enceinte, peuvent être dangereux pour le fœtus. Avant de prendre quoi que ce soit, assurez-vous donc avec votre médecin que le médicament est autorisé pendant la grossesse. Dans la plupart des cas, un avertissement est déjà présent sur les boîtes de médicaments pour mettre en garde les femmes enceintes.

Concernant les vomissements, ils sont assez fréquents lors de la grossesse, ne vous inquiétez pas : il faudrait que vous ayez perdu beaucoup de poids pour que votre bébé commence à ressentir des effets négatifs.

Pour booster votre système immunitaire, misez sur une alimentation équilibrée avec :

- des fruits et légumes pour faire le plein d'antioxydants et de vitamine C (agrumes, kiwi, persil, poivron, mangue, chou), amis de notre système immunitaire ;
- des petits poissons gras (maquereau, hareng, sardines) pour les oméga 3 et la vitamine D qui soutient l'immunité et nous aide à fabriquer des antibiotiques naturels ;
- de l'ail, de l'oignon et des épices (sauf si vous souffrez de remontées acides) pour leurs propriétés antimicrobiennes et/ou antiseptiques.
- des protéines (une bonne source de fer, important pendant la grossesse à cause du volume sanguin qui augmente) : viandes, poissons, œufs…

Veillez également à avoir un sommeil de qualité en adoptant une bonne hygiène de vie : se coucher et se lever à heure régulière, être attentive aux signes du sommeil, éviter tout ce qui excite avant le coucher (caféine mais aussi utilisation des écrans), se faire une chambre propice au sommeil (literie de qualité, obscurité, calme).

L'homéopathie peut être une bonne solution pour fortifier les défenses immunitaires et éviter les rhumes et autres petits désagréments qui peuvent survenir pendant la grossesse, surtout en hiver.

« Mon gynécologue m'a dit de ne pas boire dans le même verre que mon enfant de 2 ans pendant ma grossesse, car il y a un risque d'attraper le CMV. De quoi s'agit-il ? En quoi est-ce dangereux pour le fœtus ? »

LA RÉPONSE du gynécologue

Le cytomégalovirus (CMV) est un virus très fréquent chez le petit enfant (moins de 3 ans). On le retrouve par exemple dans la salive et les sécrétions nasales, les larmes...

Ce virus est la cause la plus fréquente d'infection de la mère au fœtus, avec cependant un risque assez faible (environ 1 % des grossesses). Le problème est que la grande majorité des femmes qui « attrapent » le CMV en cours de grossesse n'en ont aucun signe. Certaines peuvent avoir des symptômes qui ressemblent à une grippe, par exemple.

Si une femme rencontre le virus pour la première fois de sa vie, elle a environ 1 risque sur 3 de le transmettre à son fœtus. Si celui-ci « attrape » le virus, il a environ 1 risque sur 10 d'avoir des séquelles, comme une surdité ou une déficience mentale, visuelle...

C'est donc un problème très compliqué : si une femme est touchée par le virus, elle n'aura probablement aucun symptôme et ne le transmettra pas, dans la plupart des cas, à son bébé. Si le bébé attrape le virus, cela n'aura peut-être aucune conséquence. Mais, s'il y a des complications, les problèmes potentiels sont très difficiles à diagnostiquer...

Il est donc recommandé de ne pas sucer les cuillères, de ne pas finir les repas des enfants en bas âge, de limiter le contact buccal avec leurs larmes, leur salive et, après le change, de bien se laver les mains avec de l'eau et du savon.

« J'ai pris des Strepsils® sans sucre au citron pour soulager des maux de gorge (environ 20 pastilles au total à hauteur de 4 par jour). Je voudrais savoir si c'est dangereux en début de grossesse. »

LA RÉPONSE du gynécologue

La notice de ce médicament ne donne aucune contre-indication en ce qui concerne la grossesse, mais vu le nombre important de composants de ces pastilles, difficile de savoir si elles sont dangereuses ou pas pour une femme enceinte ; la mention « sans sucre » implique l'utilisation d'édulcorants, à éviter durant la grossesse, sauf dans le cas d'une patiente diabétique. D'après ce que vous dites, vous en avez consommé modérément, les risques sont donc minimes pour vous et votre enfant.

N'hésitez pas, pour ce type d'affections courantes, ainsi que pour tous les divers maux inhérents à la grossesse, à avoir recours à l'homéopathie. Les remèdes homéopathiques sont en effet dénués de tout risque toxique pour le fœtus. Et, par précaution, évitez l'automédication.

Mais, si vos maux de gorge sont persistants, une consultation est nécessaire avec votre médecin traitant pour ne pas passer à côté d'une angine bactérienne, par exemple.

« Enceinte de 20 semaines, je souffre d'une rage de dents... Quel médicament puis-je prendre et comment faire pour me soulager au plus vite ? »

LA RÉPONSE du gynécologue

Tout d'abord, sachez que la future maman est plus sensible aux infections que les autres femmes et la rage de dents fait partie de ses tracas potentiels...

En effet, la grossesse engendre un déséquilibre hormonal et augmente les flux salivaires. L'abondance de ces flux affaiblissent les défenses de la future maman face aux bactéries buccales.

Malheureusement, les anti-inflammatoires, souvent prescrits dans ce contexte, sont interdits en cours de grossesse. En revanche, les antalgiques, dont le paracétamol, peuvent être prescrits par le praticien qui suit votre grossesse pour apaiser votre douleur.

Mais c'est avant tout vers votre dentiste qu'il faut vous tourner. Des études ont démontré que les infections buccales peuvent augmenter le risque d'accouchement prématuré. Alors que l'on pourrait se dire que ce n'est qu'une rage de dents, celle-ci peut probablement évoluer moins bien du fait de la grossesse et de la baisse des défenses immunitaires. Bien que certains maux puissent sembler bénins, la meilleure solution reste de consulter un spécialiste pour avoir l'esprit tranquille car seul votre dentiste peut faire le point et décider s'il est nécessaire de faire un soin ou de vous mettre sous antibiotiques.

Le traitement de la cause est sûrement la meilleure façon de ne pas avoir mal !

QUAND ALLER CHEZ LE DENTISTE ?

La santé dentaire n'est pas à négliger durant la grossesse. En effet, toutes les modifications du comportement de la femme enceinte (changement d'habitudes alimentaires, nausées, fringales…) peuvent être à l'origine de petites caries. Ces dernières sont également favorisées par la haute sensibilité des gencives lors de la grossesse. L'apparition de ces caries doit être prise au sérieux car elles peuvent provoquer des infections en libérant des bactéries dans la circulation sanguine, atteindre le fœtus et gêner son développement ; elles peuvent aussi entraîner un accouchement prématuré. En prévention, il est conseillé de consulter son dentiste pour faire un bilan dentaire avant la grossesse, puis un second au 2e trimestre. Lors de cette visite, le dentiste fera un examen de vos dents et de vos gencives, et pratiquera un détartrage. S'il y a une carie, il pourra la traiter, et même réaliser une radiographie (votre bébé sera protégé par un tablier de plomb) et une anesthésie locale. Les soins plus importants attendront en revanche l'après-grossesse. Et bien sûr, au moindre signe d'abcès, de gingivite, consultez sans tarder !

« Je suis enceinte de 12 semaines et je ressens des douleurs à l'entrée du vagin avec l'impression d'être irritée. Peut-il s'agir d'une infection ? Dois-je consulter sans attendre ma gynécologue ? »

LA RÉPONSE du gynécologue

Tout d'abord, sachez que la vulve et le vagin sont souvent en sécheresse en cours de grossesse. L'excès d'hygiène est un élément complémentaire pouvant entraîner des désagréments.

De temps en temps, d'authentiques mycoses peuvent apparaître (elles sont plus fréquentes en cours de grossesse). Cet type d'infection n'est pas grave pour votre santé et celle de votre bébé, et répond généralement bien au traitement. C'est votre gynécologue qui vous donnera le traitement adéquat car il faut faire attention aux médicaments que l'on prend pendant la grossesse. Cependant, vous pouvez déjà éviter le port de vêtements trop serrés, qui entraînent l'apparition de zones humides car pas assez aérées, et veiller à bien vous sécher en sortant de la douche. Enfin, sachez que les champignons adorent les sucreries ! Et les femmes enceintes ont tendance à être attirées par ce genre de petits plaisirs… Soyez donc d'autant plus vigilante !

Dans l'attente de votre rendez-vous chez le gynécologue, vous pouvez appliquer sans danger une crème hydratante sur les muqueuses (Saforelle®, Saugella® crème douceur...).

Si ces douleurs sont supportables, n'évoluent peu ou pas, voire s'améliorent, il n'y a pas lieu d'avancer votre rendez-vous chez le gynécologue. En revanche, si vous avez des pertes vraiment abondantes ou malodorantes, mieux vaut consulter au plus vite.

« Je suis dans mon 9e mois de grossesse. J'ai eu la visite de ma nièce de 7 ans qui a un érythème infectieux. Ses éruptions cutanées sont apparues le matin de ma visite. Dois-je m'inquiéter ? Y a-t-il un risque pour la santé de mon bébé ? »

LA RÉPONSE du gynécologue

L'érythème infectieux (ou cinquième maladie, ou mégalérythème épidémique) est dû au parvovirus B19. Comme pour la varicelle, les femmes enceintes sont le plus souvent déjà immunisées contre ce virus sans le savoir.

Toutefois, cette infection peut donner au milieu de grossesse des problèmes d'anémie du fœtus (manque de globules rouges), qui peuvent, dans de rares cas, être sévères.

Rassurez-vous : une simple prise de sang permet de savoir si vous êtes déjà – ou non – protégée contre ce virus. Ensuite, du fait que vous êtes au 9e mois de grossesse, même si vous développez une infection, celle-ci n'aura de complications éventuelles que 8 à 12 semaines après… Heureusement, vous aurez accouché depuis très longtemps et la prise en charge de votre bébé sera d'autant plus facile !

De plus, dans le cas de l'érythème infectieux, l'enfant cesse d'être contagieux dès que les éruptions apparaissent, donc il n'y a, a priori, aucun risque que vous ayez été contaminée.

LES VACCINS PENDANT LA GROSSESSE

L'idéal est d'avoir fait un bilan préconceptionnel avant de tomber enceinte : celui-ci permet de vérifier votre protection contre certaines maladies en consultant votre carnet de santé et, si nécessaire, en vous prescrivant une prise de sang ou un vaccin. Les principales maladies à surveiller sont la rubéole, la rougeole et la varicelle.
Durant la grossesse, la vaccination doit être pensée en évaluant la balance bénéfices/risques, en l'occurrence la protection contre un risque infectieux et les éventuels effets secondaires et tératogènes (qui augmentent le risque de malformation du fœtus).

- **VACCIN RECOMMANDÉ :** grippe (conseillé par le HCSP, Haut Conseil de la santé publique, depuis 2012).
- **VACCINS POSSIBLES SI SITUATION À RISQUE** (vaccin inactivé) : tétanos, poliomyélite, typhoïde, hépatite A et B, choléra, diphtérie, fièvre jaune, encéphalite à tiques, méningocoques, leptospirose, rage, pneumocoque.
- **VACCINS CONTRE-INDIQUÉS** (vaccins à base de virus vivants atténués) : rougeole, rubéole, oreillons, varicelle, fièvre jaune, coqueluche, BCG.

Après l'accouchement, on conseille aux deux parents de se faire vacciner (ou de faire un rappel du vaccin, préconisé tous les 10 ans) contre la coqueluche. C'est une maladie très contagieuse qui peut s'avérer redoutable chez le nouveau-né.

« Je suis enceinte de 7 mois et mes derniers examens ont révélé que je faisais du diabète gestationnel. Est-il possible d'inverser la tendance ? Si oui, comment ? »

LA RÉPONSE du gynécologue

Fort heureusement il est possible d'en contrecarrer l'évolution et c'est bien pour cette raison que votre gynécologue a effectué ce test. Plus tôt le diabète gestationnel est dépisté, mieux il est possible de le prendre en charge. En revanche, on ne peut pas réellement inverser la tendance, puisque, une fois le diagnostic posé, le diabète ne partira pas en cours de grossesse malgré toute votre bonne volonté. Il peut cependant être « stabilisé » en prenant au sérieux les quelques contraintes qui vous seront données par le diététicien et le médecin diabétologue, comme la surveillance stricte des taux de sucre dans le sang et un régime alimentaire.

Le risque à terme est que le poids plus élevé de votre bébé complique un peu l'accouchement et paradoxalement… qu'il manque de sucre et développe du diabète, tout comme vous, même après la grossesse. Voilà donc une foule de bonnes raisons de suivre à la lettre le régime et les consignes indiqués. Vos efforts seront alors aisément récompensés par une stabilisation des taux de sucre dans le sang.

Si le régime ne suffit pas, des piqûres d'insuline (le médicament qui aide à métaboliser le sucre) peuvent s'avérer nécessaires et, bien sûr, efficaces.

Je vous conseille de conserver ces bonnes habitudes alimentaires même après la naissance de votre bébé afin d'éviter que le diabète ne repointe le bout de son nez dans quelques années !

« Enceinte de mon deuxième enfant, j'ai une tension artérielle qui varie (de 9/6 à 14/8). Est-ce que cela peut jouer sur ma grossesse ? Sans compter que je suis très fatiguée et que je n'ai pas d'appétit... »

LA RÉPONSE du gynécologue

Une future maman a normalement une tension artérielle autour de 11/6 (un peu plus basse que la moyenne de la population). Mais celle-ci peut fluctuer pendant la grossesse et 14/9 est la limite supérieure avant que l'on parle d'hypertension.

Votre médecin prendra votre tension à chaque visite prénatale afin de s'assurer qu'elle est normale. Si la tension reste élevée, il vous prescrira des examens complémentaires pour vérifier qu'il n'y a pas de complications de la grossesse comme la pré-éclampsie.

Pendant la grossesse, beaucoup de femmes se sentent fatiguées. Il faut donc se reposer, car un petit être en développement demande beaucoup d'énergie... Si nécessaire, un arrêt de travail sera prescrit par le médecin ou la sage-femme ! Une bonne hygiène de vie, alliant repos, sorties et repas équilibrés (un complément vitaminique spécial grossesse peut être prescrit en adjuvant) est indispensable. Une consultation spécialisée chez un acupuncteur (sage-femme ou médecin) peut être proposée afin d'harmoniser les énergies et de vous aider à retrouver le goût de manger.

Enfin, un suivi médical par un gynécologue ou une sage-femme s'impose de manière régulière, au moins une fois par mois, afin de dépister un problème éventuel. Si besoin est, des consultations intermédiaires seront réalisées.

LA GROSSESSE AU QUOTIDIEN

La grossesse est une période particulière dans la vie d'une femme. Bébé n'est pas encore là, mais vous devez tout de même faire attention à certaines petites choses au quotidien.

Votre alimentation va notamment devoir apporter à votre bébé tous les nutriments dont il a besoin pour se développer et grandir. Dans le même temps, gare aux kilos qui grimpent vite et au risque infectieux de certains aliments. Pas de panique : adopter une alimentation équilibrée et faire une croix sur certains aliments suffit généralement à être sereine durant la grossesse, du moins sur le plan alimentaire.

Passage quasi-obligé de la grossesse, avec cependant de fortes disparités selon les mamans, les maux de grossesse vont également marquer votre quotidien pendant 9 mois. Bénins la plupart du temps, ils n'en restent pas moins gênants, douloureux, et parfois même handicapants. Le recours aux médicaments est certes limité, mais certains sont tout de même autorisés durant la grossesse. De plus, de simples conseils hygiéno-diététiques permettent souvent de limiter les dégâts. Les médecines douces – homéopathie, acupuncture, ostéopathie, etc. – sont aussi des ressources intéressantes pendant la grossesse.

La grossesse a également un impact au quotidien… dans votre tête. À mesure que votre corps change, que votre bébé grandit en vous, vous vous faites petit à petit à l'idée d'être « maman ». Avec toute la joie que cette perspective fait naître, mais aussi les doutes et les inquiétudes. Même s'il ne vit pas de changements dans son corps, le futur papa assiste aux vôtres, et lui aussi fait ce travail de « devenir papa ». Tout cela peut avoir des conséquences sur la sexualité qui, au fil des mois, peut prendre différents visages. Réinventée, parfois exacerbée ou au contraire en berne, la sexualité sera elle aussi différente durant cette période unique de la grossesse.

L'alimentation et les petits problèmes digestifs

Bien manger en quantité et en qualité pour assurer l'organogenèse puis la croissance de bébé, ne pas prendre trop de poids, gérer ses fringales, éviter certains aliments à risque infectieux, limiter les petits troubles digestifs… Durant ces 9 mois, l'alimentation cristallise beaucoup d'enjeux. Ne vous inquiétez pas, un peu de bon sens nutritionnel suffit !

Comment bien manger du début à la fin de la grossesse

« Durant la grossesse, on mange pour deux ! » dit l'adage. C'est vrai... en partie. Tout ce que vous mangerez pendant votre grossesse profitera à vous et à votre bébé ; mais de là à manger 2 fois plus, non ! La grossesse augmente les besoins énergétiques de la future maman, sans pour autant les multiplier par deux. Aux 1er et 2e trimestres, ces besoins ne sont augmentés que de 150 calories par jour, puis de 350 calories au 3e trimestre. Rien qui justifie une prise de 20 kg ! Aussi la pesée mensuelle, redoutée par de nombreuses futures mamans, n'est-elle pas là pour vous embêter mais bien pour préserver votre santé et celle de votre bébé. Une prise de poids excessive accroît en effet le risque de diabète gestationnel, d'hypertension artérielle et de complications à l'accouchement.

Attention cependant à ne pas tomber dans l'excès inverse ! À l'heure où l'on parle de plus en plus de « mummyrexie », rappelons qu'une prise de poids minimale – 7 kg – est indispensable. Sans apports suffisants, les risques de fausse couche, de prématurité et de bébé de faible poids sont augmentés.

Des nutriments nécessaires au bon développement du bébé

Votre bébé puise dans vos réserves les protéines, lipides, glucides, vitamines, minéraux et oligoéléments dont il a besoin pour mettre en place ses organes, puis grandir et grossir. Chaque nutriment est comme une petite brique qui va intervenir, plus ou moins directement, à telle ou telle étape de sa formation. Ainsi, les protéines sont indispensables au développement de ses organes vitaux, ainsi qu'au placenta et au liquide amniotique. Certains acides gras (oméga 3, en particulier) sont essentiels pour le bon fonctionnement des cellules du bébé, notamment nerveuses, tandis que les glucides lui fournissent de l'énergie. Le potassium est nécessaire pour que son petit cœur commence à battre dès le 2e mois, tandis que le calcium intervient dans la constitution de ses os et de ses dents.

Ces besoins sont différents au fil des mois en fonction des étapes du développement du fœtus, mais la nature étant bien faite, c'est dès le 1er trimestre que votre organisme se prépare et adapte son métabolisme pour constituer des réserves mobilisables au cours du 3e trimestre, lorsque la croissance fœtale est le plus rapide.

C'est donc dès le début de la grossesse – et idéalement avant la conception – qu'il faut adopter une alimentation équilibrée !

Du bon sens nutritionnel

L'alimentation pendant la grossesse ressemble dans les grandes lignes à l'alimentation équilibrée préconisée habituellement.Une alimentation saine, équilibrée et variée qui fait la part belle aux fruits et légumes (de saison et bio de préférence, pour éviter les pesticides), associés à des produits céréaliers (mi-complets ou complets si possible), des protéines animales ou végétales, des produits laitiers et des acides gras de qualité. Évitez en revanche les produits industriels – plats préparés, viennoiseries, biscuits, bonbons, barres chocolatées, jus de fruits et sodas – source de « calories vides » : ils font augmenter inutilement les apports énergétiques sans rien apporter de bon en retour. De plus ils sont riches en sucre, acides gras saturés et additifs alimentaires (conservateurs, colorants, exhausteurs de goût, etc.).

Éviter les aliments à risque

Vous rêvez de sushis, d'un bon foie gras maison, d'une douzaine d'huîtres ou de ce bon fromage au lait cru qui dégouline ? Il faudra patienter encore quelques mois pour assouvir vos envies. L'alimentation de la future maman doit en effet prendre en compte ce paramètre « maladie infectieuse ». Même si beaucoup de progrès ont été faits en matière de sécurité alimentaire, il demeure encore quelques risques.

Ainsi, certains aliments (voir tableau) peuvent être porteurs de la listeria, une bactérie très dangereuse pour le fœtus. Quant à la toxoplasmose, due à un parasite présent dans la terre (et donc dans les fruits, les légumes et la viande), elle nécessite de prendre quelques précautions si vous n'êtes pas immunisée.

De manière générale, durant la grossesse, redoublez de vigilance niveau hygiène : lavez soigneusement vos mains et ustensiles de cuisine (couteau, planche à découper) après la manipulation d'aliments crus, nettoyez votre réfrigérateur régulièrement, respectez la date de péremption et la chaîne du froid, conservez les aliments dans des récipients fermés ou sous film alimentaire.

Soulager les petits troubles digestifs

Nausées, constipation, remontées acides… Rares sont les futures mamans à passer à côté ! Les coupables : les hormones (encore et toujours elles !) qui ralentissent le transit et diminuent le tonus de tous les muscles, mais aussi votre gros ventre qui comprime toute la sphère digestive.

Avant de recourir aux médicaments, commencez par adapter votre alimentation. Pour éviter la constipation, buvez régulièrement de l'eau (minimum 1,5 l par jour) et misez sur les fibres (fruits et légumes crus ou cuits selon votre tolérance, légumineuses, pain et céréales complètes ou semi-complètes) et les probiotiques, bactéries amies qui boostent le transit. Si votre consommation en fibres était faible à la base, veillez à l'augmenter progressivement pour éviter les ballonnements et autres petits désagréments digestifs… Pour limiter nausées et remontées acides, un mot d'ordre : fractionnez vos repas en faisant 5 petits repas par jour.

LES ALIMENTS INTERDITS DURANT LA GROSSESSE	
Aliments interdits et/ou précautions à prendre	**Aliments à limiter**
Pour prévenir la listériose, évitez : • Le lait cru et les fromages au lait cru, les fromages artisanaux, la croûte des fromages. • La charcuterie artisanale (pâté, foie gras, rillettes, produits en gelée). • La viande crue ou fumée. • Les poissons et coquillages crus, le surimi, le tarama, le poisson fumé. • Les graines germées.	• La caféine (café, Coca-Cola®, boisson énergétique) : se limiter à 2 grandes tasses par jour. Des études ont montré qu'une consommation excessive de caféine entraînait un risque accru de fausse couche, de mort utero (par complications cardiaques chez le bébé), de retard de croissance, de faible poids à la naissance.
Pour prévenir la toxoplasmose (si vous n'êtes pas déjà immunisée), évitez : • Les viandes crues, les viandes peu cuites, les viandes fumées ou marinées, le gibier, sauf s'ils sont bien cuits. • Lavez soigneusement fruits, légumes, herbes aromatiques, salades (même toutes prêtes).	• Le soja (lait, yaourt, tofu) : 1 par jour. L'apport en phyto-œstrogènes pourrait avoir des conséquences sur le développement des organes génitaux.
Pour prévenir la salmonellose, évitez : • Les préparations à base d'œuf cru (mayonnaise, mousse au chocolat, tiramisu) ou peu cuit (œuf sur le plat). • Le foie, riche en vitamine A, dangereuse à forte dose pour le fœtus. • Certains poissons d'eau douce : espadon, marlin, silki. Ils contiennent du méthylmercure, un métal lourd toxique pour le système nerveux du fœtus. • L'alcool, interdit durant toute la grossesse, peut nuire au développement du cerveau de l'enfant.	

« Je n'ai découvert ma grossesse qu'au bout de 3 mois et je n'ai donc malheureusement pas fait attention à mon alimentation en début de grossesse. J'ai mangé tout ce qu'il ne fallait pas, des sushis aux huîtres en passant par le fromage à pâte crue et les charcuteries... Y a-t-il un risque de contamination pour mon bébé ? »

LA RÉPONSE du gynécologue

QUELQUES PRÉCAUTIONS PENDANT LA GROSSESSE

Pour éviter la toxoplasmose : lavez soigneusement fruits et légumes, consommez la viande bien cuite (limite semelle), évitez tout contact avec les chats, surtout avec leur litière, ne jardinez qu'avec des gants et lavez-vous les mains ensuite.

Pour éviter la listériose : pas de poisson cru ni de coquillages crus, pas de produits laitiers non pasteurisés (cela comprend aussi bien le lait que les fromages), pas de conserves ou produits artisanaux ni de graines germées crues...

Lors de votre première consultation de grossesse, on a certainement dû vous prescrire un ensemble d'examens sanguins qui ont pour objectif de dépister des maladies potentiellement transmises par les aliments interdits que vous avez consommés.

On redoute essentiellement la toxoplasmose (due à un parasite) et la listériose (due à une bactérie), qui sont deux maladies très rares, bénignes en dehors de la grossesse mais potentiellement dangereuses pour le fœtus. Heureusement, on les dépiste régulièrement et elles sont de moins en moins présentes en France.

Par ailleurs, vous n'êtes pas la première maman dans cette situation, et vous êtes nombreuses à ne pas savoir que vous êtes enceintes le jour même de la fécondation. Rassurez-vous, vous n'êtes pas la seule future maman à avoir consommé des carpaccios et de délicieux sushis, accompagnés de vin… et 99 % de ces mamans ont donné naissance à des enfants sans aucun problème ! Bien sûr, il reste le 1 % (ces chiffres sont donnés à titre indicatif du fait du peu de cas existants), certes faible mais réel, et dont les conséquences peuvent être graves. C'est pourquoi il est essentiel de vous rendre à toutes les consultations de surveillance au cours de la grossesse et d'appliquer à la lettre les consignes données par les soignants (et ce même si rétrospectivement un écart peut s'avérer sans gravité, mieux vaut ne pas en prendre le risque). Il vous reste 6 mois à tenir sur ce rythme, bon courage !

« J'entends souvent que l'on peut boire un verre d'alcool de façon occasionnelle pendant la grossesse sans que cela nuise à l'enfant. C'est bientôt mon anniversaire et je ne dirais pas non à une coupe de champagne ! »

LA RÉPONSE du gynécologue

L'alcool passe dans le sang du bébé par l'intermédiaire du placenta. Le fœtus va donc absorber la quantité d'alcool qui est bue par sa mère. Les conséquences d'une consommation d'alcool pendant la grossesse sont nombreuses et sérieuses : risque d'accouchement prématuré, de fausse couche, de bébé de faible poids à la naissance, de malformations, et impact sur son développement…

La sensibilité des femmes enceintes à l'alcool et l'effet sur le fœtus dépendent d'une sensibilité individuelle qu'il est impossible de connaître ; en clair, certains bébés de femmes alcooliques n'auront aucune pathologie alors que d'autres présenteront des conséquences neurologiques pour des consommations modérées.

Il est pour le moment impossible de fixer la quantité d'alcool qui serait sans risque pour l'enfant à naître. Si vous ne voulez prendre aucun risque pour votre bébé, le mieux est d'appliquer le principe de précaution : 0 alcool pendant la grossesse. Si vous avez des difficultés, n'hésitez pas à en parler aux soignants qui suivent votre grossesse ou à des professionnels spécialisés dans l'accompagnement des femmes enceintes en difficulté avec l'alcool.

Pour cette fois, misez donc sur des cocktails sans alcool… Vous vous rattraperez à votre prochain anniversaire !

« Enceinte de 4 mois, j'ai tout le temps faim, je suis surtout accro au sucre ! J'ai déjà pris 8 kg depuis le début de ma grossesse. Que puis-je faire ? »

LA RÉPONSE du gynécologue

L'augmentation d'appétit pendant la grossesse est classique et la sécrétion accrue d'hormones en est la responsable. Cependant, sans vouloir dramatiser, la prise de 8 kg au 4e mois est effectivement un peu excessive, d'autant plus que la prise de poids est surtout exponentielle en fin de grossesse...

Rassurez-vous, il n'est pas trop tard pour bien faire, au contraire ! Tout d'abord, ce n'est pas tant la prise excessive de poids qui est mauvaise pour le bon déroulement de la grossesse mais le sucre, sous toutes ses formes !

Ce que nous redoutons en tant que soignants est la survenue d'un diabète gestationnel, favorisé par une prise excessive de poids, de sucre ou une composante familiale. Aussi, si votre péché mignon est le chocolat, il ne faut pas le bannir pendant toute la durée de la grossesse, mais vous limiter à un ou deux carrés et uniquement à la fin du repas (et si possible pas quotidiennement). Le sucre est en effet mieux absorbé en fin de repas qu'en milieu de journée en prise isolée.

Le sucre est également présent dans les fruits, les jus de fruits, les sodas, les eaux aromatisées, les pâtes blanches, le riz blanc, le pain blanc, les pommes de terre, les chips... Préférez donc le pain complet, le riz complet, les pâtes complètes. Il faut 3 repas par jour bien équilibrés et variés avec 2 collations (milieu de matinée et d'après-midi), comme une tartine de pain complet avec du beurre ou une tranche de fromage, ce qui devrait pallier les fringales.

Pour finir, des diététiciens sont à votre disposition dans les hôpitaux si vous éprouvez de réelles difficultés. Ils sauront également vous épauler en cas de découverte d'un diabète gestationnel. Quoi qu'il en soit, rassurez-vous : ces kilos en trop sont généralement vite perdus après la grossesse.

FAUX SUCRE OU VRAI SUCRE ?

Depuis plusieurs années, des études soulèvent la question de l'innocuité des édulcorants artificiels – et en premier lieu, de l'aspartame – sur le fœtus. Face à ces doutes, l'Anses (Agence nationale de sécurité sanitaire de l'alimentation) a commandé un rapport sur le sujet. Verdict rendu en 2012 : « Les édulcorants intenses, dont fait partie l'aspartame, sont sans risque avéré pour les femmes enceintes mais n'offrent aucun intérêt nutritionnel. » L'Agence précisait toutefois que de nouvelles recherches étaient nécessaires, notamment après une étude danoise ayant constaté une relation dose-effet entre la consommation de boissons édulcorées et le risque d'accouchement prématuré. Soulignons d'ailleurs qu'aux États-Unis l'aspartame est déconseillé aux femmes enceintes. Entre le vrai et le faux sucre, mieux vaut donc opter pour le vrai… avec modération. Pensez également au miel, sirop d'agave et stevia.

« Je suis végétarienne et mon entourage me met la pression en me disant que ce n'est pas bon pour mon bébé. Est-ce vrai ? Comment compenser les manques possibles ? »

LA RÉPONSE du gynécologue

Ni la viande ni le poisson ne sont fondamentalement nécessaires pendant la grossesse. Les grossesses de patientes végétariennes (qui ne consomment donc ni l'un ni l'autre) se passent habituellement bien ; il n'en est pas de même pour les patientes enceintes végétaliennes (qui ne consomment aucun produit d'origine animale, ni lait ni œufs...), pour qui une supplémentation et une surveillance particulière sont nécessaires.

Veillez à manger des œufs (cuits) au moins 3 fois dans la semaine, des protéines végétales comme les amandes, les noix, des légumineuses (lentilles, pois cassés), des céréales (blé, riz), des laitages (1 ou 2 yaourts par jour sans édulcorant). Variez au maximum votre alimentation ; faites-vous plaisir avec des aliments sains ; cuisinez vous-même vos repas avec des produits de base. En clair, évitez toute l'alimentation industrielle, riche en sel, en sucre et en graisses « trans », et dangereuse pour la santé. De bonnes habitudes à prendre pendant la grossesse et à transmettre à votre bébé. Aucun complément alimentaire n'est indispensable sans conseil médical ; parfois, il peut être nécessaire de suivre une supplémentation en magnésium ou en fer, mais cela relève de situations particulières.

COMPLÉMENTS ALIMENTAIRES : SUR AVIS MÉDICAL UNIQUEMENT

Une alimentation variée et équilibrée suffit en principe à apporter tous les nutriments nécessaires au développement de votre bébé. Il existe cependant quelques nutriments à risque :

- **l'acide folique : une supplémentation est recommandée avant la conception et durant tout le 1er trimestre ;**
- **la vitamine D : la prise d'une ampoule vers le 6e mois est recommandée, surtout si vous accouchez en hiver ou si vous vivez dans une région peu ensoleillée ;**
- **le fer : la supplémentation n'est pas systématique mais recommandée si le bilan sanguin montre une anémie ;**
- **l'iode : une supplémentation est recommandée si risque de carence.**

« Enceinte de 3 mois, je suis un peu inquiète car je n'arrive pas à manger depuis le début de ma grossesse. J'ai tout le temps faim, mais lorsque je me sers à manger, je suis écœurée et je n'arrive même pas à finir la moitié de mon assiette. Y a-t-il un risque de carence ? Que faut-il faire ? »

LA RÉPONSE du gynécologue

Les nausées et autres dégoûts de début de grossesse peuvent être impressionnants, mais ne sont généralement pas graves. À part certaines patientes anorexiques, nous avons suffisamment de réserves pour que la grossesse ne souffre pas de carences. Tant que vous ne perdez pas plus de 5 % de votre poids (exemple : 3 kg pour une femme de 60 kg), il n'y a pas de raison particulière de s'inquiéter.

Par ailleurs, les femmes enceintes ont souvent envie de manger plus pendant leur grossesse : c'est soit physiologique (la faim), soit culturel. Mais, en début de grossesse, il n'y a pas particulièrement lieu de manger plus qu'avant.

En général, les difficultés alimentaires sont surtout présentes en début de grossesse : sensibilité aux odeurs, nausées ou vomissements. Le praticien qui vous suit pourra trouver avec vous une solution pour limiter ces désagréments. Des médicaments homéopathiques (Sepia, Colchicum, Cocculus…) peuvent vous être conseillés ; des compléments alimentaires à base de gingembre font l'objet d'une recommandation officielle de la Haute Autorité de santé. Vous pouvez également fractionner les repas en prenant de plus petites quantités, mais plus souvent.

COMMENT SE FORME LE GOÛT DE BÉBÉ ?

Les premières expériences gustatives de votre bébé ont lieu bien avant la naissance ! Ses papilles gustatives se forment vers la 9e semaine de grossesse et sont opérationnelles dès le début du 2e trimestre. Bébé va vite les utiliser en tétant le liquide amniotique dans lequel il baigne. Or le goût du liquide amniotique varie en fonction de ce que vous mangez. Donc plus vous mangez varié, plus la palette gustative de votre bébé le sera. Sachant toutefois que, dès in utero, bébé a déjà une petite préférence pour le sucré !

« Je suis au tout début de ma grossesse et j'ai des aigreurs d'estomac et des reflux après chaque repas ou presque… Que faire pour ne plus en souffrir ? »

LA RÉPONSE du gynécologue

Le reflux, encore appelé « pyrosis », est lié au début de la grossesse aux hormones ; celles-ci relâchent le verrou physiologique situé entre l'œsophage et l'estomac, et permettent de façon anormale la remontée du liquide acide de l'estomac dans l'œsophage. Les reflux sont responsables de symptômes de type brûlures ; ils peuvent aussi entraîner des vomissements, une toux, et, s'ils persistent, une inflammation de l'œsophage, voire un ulcère. Ces symptômes s'aggravent pendant la grossesse et sont majorés à la fin de celle-ci par le volume de l'utérus qui pousse l'estomac vers le haut.

Quelques conseils d'hygiène de vie élémentaires peuvent vous rendre de grands services : il faut arrêter de fumer, si ce n'est pas encore fait, car le tabac génère des hypersécrétions acides ; supprimer également la consommation d'aliments épicés (moutarde, harissa..), les aliments acides (agrumes, par exemple), les repas copieux, les boissons gazeuses, le thé, le café, évidemment l'alcool. Faites de petits repas. Évitez de porter des vêtements serrés au niveau de la taille. Ne vous allongez pas après les repas ; restez en position verticale. Dormez avec un ou deux oreillers sous la tête, ce qui permet d'éviter le reflux nocturne responsable de brûlures ou de toux le matin au réveil.

Des médicaments allopathiques appelés « protecteurs gastriques » ou antiacides peuvent être prescrits ; ils diminuent les symptômes, mais en recouvrant l'estomac d'une couche protectrice, ils diminuent l'absorption des vitamines. Il faut donc les prendre à distance des repas.

Un médicament homéopathique, *Robinia* 5 CH (5 granules 3 à 6 fois par jour), a fait l'objet d'une étude montrant son intérêt dans la prise en charge symptomatique des reflux. Les antisécrétoires (antihistaminiques) seront prescrits en cas d'inefficacité des médicaments antiacides ou homéopathiques et si les consignes posturales et alimentaires ont été bien suivies ; quant aux inhibiteurs de la pompe à protons, même en l'absence de danger rapporté pendant la grossesse, ils sont réservés aux cas de reflux très sévères avec symptômes majeurs ou lésions œsophagiennes.

« Depuis le début de ma grossesse, je suis constamment constipée. Comment faire pour retrouver un transit normal ? »

LA RÉPONSE du gynécologue

Il peut y avoir plusieurs responsables : certains pourront être éradiqués, d'autres devront attendre une libération dont le terme est incompressible. Effectivement, le volume de l'utérus augmente en même temps que votre bébé grossit, ce qui peut comprimer les intestins et rendre le transit plus difficile. Pas de risque ni pour vous ni pour votre bébé, tant que vous avez des gaz. Sachez d'ailleurs que certaines femmes n'ont des selles que toutes les semaines.

D'autre part, la grossesse provoque souvent une anémie (diminution des globules rouges), soignée par la prise de fer par voie orale ce qui, on le sait, constipe fortement. Si tel est le cas et que votre constipation est invalidante, le traitement peut être changé après discussion avec votre gynécologue ou sage-femme. Enfin, l'alimentation peut être responsable de vos désagréments, notamment en cas de déséquilibre alimentaire. Par exemple, un régime pâtes-riz-patates ne vous rendra pas service, bien au contraire. Ce qu'il vous faut, ce sont des accélérateurs de transit, comme les fruits et légumes riches en fibres (céréales, farine de blé, de seigle, pruneaux, abricots, crudités, etc.).

L'alimentation doit être variée avec fruits, légumes, produits lactés, protéines. Qui plus est, la prise d'eau doit être de 1,5 à 2 l par jour.

Si, malgré ces changements, votre état reste le même, des médicaments non nocifs pour votre bébé existent et seront efficaces pour vous libérer.

N'hésitez pas à en parler à votre gynécologue ou sage-femme qui trouveront pour vous les meilleures solutions. Ne soyez pas gênée d'en parler.

GARE AUX HÉMORROÏDES !

Plusieurs facteurs augmentent le risque hémorroïdaire pendant la grossesse : la constipation, les modifications hormonales (le tissu hémorroïdaire est très sensible aux hormones), l'augmentation du volume sanguin, et le poids du bébé qui gêne le retour veineux, surtout au 3e trimestre. Résultat : de nombreuses femmes enceintes ont des problèmes d'hémorroïdes.

Ce n'est pas dangereux pour le bébé, mais inconfortable et parfois douloureux pour la future maman. Afin de limiter au minimum ce désagrément, il faut éviter la constipation avec une alimentation riche en fibres (légumes, fruits, céréales complètes), une bonne hydratation et une petite marche quotidienne pour stimuler le transit.

Il existe également des traitements compatibles avec la grossesse.

Après l'accouchement, 20 % des femmes souffriraient de crises hémorroïdaires, la faute à l'effort de poussée de la délivrance.

« Enceinte de 6 mois, je n'ai pris que 4 kg. Est-il possible de ne pas prendre assez de poids pendant la grossesse ? Dois-je manger plus ? »

LA RÉPONSE du gynécologue

Pour rappel, l'apport calorique journalier d'une femme enceinte varie selon l'état d'avancement de la grossesse : de 2 150 calories pour les 6 premiers mois, il passe à 2 350 calories au 3e trimestre, alors qu'il est d'environ 2 000 calories pour une femme adulte. En moyenne, la prise de poids est de 12 kg (6 kg les 6 premiers mois, puis 2 kg par mois pendant les 3 derniers). Cela correspond au poids du bébé, du placenta et du liquide amniotique (soit 5 kg), 4 kg de réserves en graisse et 3 kg d'augmentation de certains tissus (seins, utérus, liquide extra-cellulaire).

La prise de poids dépend de différents facteurs : votre poids d'origine et celui de votre bébé, surtout en cas de grossesse gémellaire.

Une femme en surpoids qui fait très attention à son alimentation durant sa grossesse peut ne pas prendre de poids, voire maigrir, sans que cela soit pathologique. C'est votre médecin ou votre sage-femme qui détermineront si le fait que vous ayez pris peu de poids est pathologique.

Manger plus n'est pas une solution, sauf si votre alimentation est vraiment insuffisante, augmentez alors vos apports avec des produits riches en nutriments (voir p. 101).

Si votre perte de poids est due aux vomissements et que vous n'arrivez pas à boire régulièrement, consultez sans tarder car une déshydratation peut avoir de graves conséquences (dont un accouchement prématuré) ; une hospitalisation peut être alors nécessaire. Mais rassurez-vous : c'est exceptionnel et ne s'effectue qu'en cas de vomissements majeurs.

Les petits maux de la grossesse

Sous l'effet des hormones et de ce ventre qui grossit de jour en jour, c'est tout l'équilibre du corps qui est mis à mal avec, à la clé, les fameux « maux de grossesse ». Ces manifestations sont généralement bénignes… mais désagréables à vivre au quotidien. Heureusement, il existe des solutions pour les limiter.

1er trimestre : la grossesse se met en place, le corps accuse le coup

Dès les premiers jours de gestation, les symptômes de grossesse se font sentir : le flux sanguin augmente, le métabolisme s'accélère et la valse des hormones débute. Bienvenue dans le monde merveilleux de la grossesse ! Ces modifications physiologiques peuvent entraîner différents maux de grossesse, plus ou moins gênants. Une hypersalivation, des douleurs ligamentaires, une hyperpigmentation de la peau, des tensions mammaires... mais aussi des nausées et des vomissements qui sont souvent difficiles à gérer en début de grossesse, surtout quand on essaie de la cacher, au travail notamment. Vous pouvez aussi y échapper, c'est chacune sa chance !

Dans tous les cas, même si votre ventre n'est pas encore visible, votre corps, lui, travaille à plein régime pour s'adapter à ce nouvel état et cela le fatigue ! Les débuts de grossesse sont épuisants. La faute notamment à la progestérone, hormone clé du début de grossesse, qui a en outre un effet « somnifère ». Il n'y a pas de médicament miracle pour vaincre la fatigue, la seule solution est de privilégier un sommeil de qualité et de manger équilibré afin d'éviter les carences qui pourraient accroître cette fatigue.

Conséquence de cet épuisement, les malaises ne sont pas rares en début de grossesse. Sueurs, étourdissement, voile noir devant les yeux, bourdonnements d'oreilles et parfois perte de connaissance... Ils peuvent être dus à une hypoglycémie, une chute de tension, la fatigue. Rien de grave s'ils sont ponctuels, mais parlez-en tout de même à votre médecin... et ménagez-vous !

2e trimestre : le rythme de croisière est atteint, le corps dit merci

On dit généralement du 2e trimestre qu'il est le plus agréable de la grossesse. Les nausées ont (enfin !) cessé, la fatigue du début s'estompe, le ventre est désormais visible mais pas encore encombrant. Vous vous êtes habituée à ce nouvel état et vous avez apprivoisé ce nouveau corps. Vous commencez à sentir votre petit être bouger et votre entourage est aux petits soins. C'est le temps de l'épanouissement, profitez-en !

Certains maux peuvent toutefois apparaître ou perdurer à cette période : la constipation, les jambes lourdes, le masque de grossesse (attention au soleil !), la gingivite, la rhinite hormonale… Il faut aussi progressivement s'adapter à ce corps en pleine mutation. Nouvelle cambrure, nouveau poids à supporter : que vous soyez allongée, assise ou debout, vous allez devoir changer votre positionnement. C'est aussi le moment d'adapter votre garde-robe, car vous commencez certainement à être à l'étroit dans vos vêtements.

Mais d'autres avantages existent aussi : vos cheveux et vos ongles sont en général en pleine forme, votre humeur est stabilisée, bref, vous rayonnez.

3e trimestre : un bébé qui prend de plus en plus de place, un corps fatigué

Dernière ligne droite avant le jour J, le dernier trimestre est sans conteste le plus éprouvant pour le corps. Ce ventre qui pèse de plus en plus lourd a un impact sur de nombreuses fonctions et zones du corps, avec, à la clé, différents maux de grossesse. À ce stade, vous ne pouvez plus oublier que vous êtes enceinte ! Rares sont celles qui échappent au mal de dos, aux insomnies, aux remontées acides ou aux hémorroïdes… Vous connaîtrez sans doute aussi les crampes nocturnes, les petites fuites urinaires, les douleurs au pubis, les démangeaisons intenses, les vergetures, et l'essoufflement ! Bref, la nature est bien faite car vous allez bientôt avoir envie d'accoucher et ça tombe bien : c'est ce qui va arriver !

Les derniers mois de grossesse, les femmes ont tendance à vouloir tout ranger, laver, organiser... C'est le temps de la « nidification », la maman prépare le nid de son bébé ! C'est aussi le moment où vous allez en général arrêter de travailler, alors profitez-en pour vous reposer avant la tempête qui va arriver !

À chaque stade de la grossesse, n'hésitez pas à parler de vos petits ou grands maux au praticien qui vous suit. Chaque visite prénatale obligatoire est là pour vous accompagner et notamment tenter de soulager ces petits désagréments. Car il est important de le rappeler : l'automédication est proscrite pour la femme enceinte. Durant ces 9 mois, les médecines douces seront vos meilleures alliées : acupuncture, homéopathie, ostéopathie... Et ne vous inquiétez pas : une fois l'accouchement passé, votre corps redeviendra progressivement celui que vous avez connu et tous ces petits ennuis ne seront plus qu'un mauvais souvenir !

« Je suis enceinte de 3 mois et dernièrement j'ai eu de terribles vomissements… puis très mal au ventre tout au long de la nuit. Est-ce inquiétant ? »

LA RÉPONSE du gynécologue

La douleur au ventre après des vomissements correspond souvent à une crampe abdominale liée aux efforts inhabituels que vous avez faits. C'est effectivement très douloureux, d'autant que les douleurs seront réactivées lors des épisodes suivants. Ce n'est pas inquiétant en soi, mais je comprends que cela soit très gênant. Dans certains cas, il arrive même que l'œsophage soit blessé et que les patientes vomissent du sang. Une consultation est alors souhaitable.

QUAND LES NAUSÉES S'AGGRAVENT OU PERSISTENT

Près de 3 % des futures mamans sont touchées par l'hyperémèse gravidique, des nausées et vomissements si importants qu'ils entraînent perte de poids et déshydratation. Dans un premier temps, un traitement sera prescrit pour diminuer les nausées et vomissements, mais parfois l'hospitalisation est nécessaire pour réhydrater la future maman… et la protéger de tout stress, facteur aggravant.

Les nausées sont généralement l'apanage du 1er trimestre, mais il arrive qu'elles persistent, parfois même jusqu'à l'accouchement. Il faudra alors rechercher une cause sous-jacente : un stress important, un conflit psychologique autour de la grossesse, des crises de migraine, des troubles digestifs…

Avec plus de 7 futures mamans touchées sur 10 par les vomissements, c'est LE mal de grossesse. Pour diminuer ces vomissements, adaptez votre alimentation : évitez de vous lever le ventre vide, fractionnez vos repas, zappez les aliments gras, lourds, à forte odeur. Pensez aux médecines douces : homéopathie, acupuncture, ostéopathie, sophrologie, ou hypnose si ces nausées sont aggravées par l'anxiété. En cas de vomissements importants, votre sage-femme ou médecin pourra vous prescrire un traitement… sachant qu'il se révélera plus ou moins efficace.

Dans tous les cas, gardez à l'esprit que les nausées disparaissent généralement à la fin du 1er trimestre. La douleur s'estompera de la même manière, comme le ferait une crampe après l'effort. Bon courage !

« Enceinte de 5 mois, je souffre beaucoup du dos, notamment au réveil ou après une longue journée assise au bureau... Comment me soulager ? »

LA RÉPONSE du gynécologue

Les douleurs lombaires sont une vraie souffrance et peuvent devenir invalidantes. Elles sont souvent majorées pendant la grossesse pour des raisons évidentes de gravité : le poids supplémentaire supporté par notre squelette augmente la contrainte sur celui-ci. De plus, l'utérus prend du volume et cela accentue la cambrure lombaire (courbure physiologique en bas du dos).

La nature de votre travail, le temps de transport quotidien, les tâches de retour à la maison sont autant de facteurs qui contribuent à accentuer ces douleurs. En fonction de ces éléments, il faut discuter avec votre gynécologue d'un éventuel arrêt de travail (longs déplacements, transports quotidiens, port de charges lourdes au travail, contractions répétées à l'effort, douleurs lombaires invalidantes...).

Surtout pas d'automédication : si le paracétamol ne suffit pas à calmer les douleurs, ne prenez pas d'anti-inflammatoires, consultez votre médecin qui pourra vous prescrire des médicaments plus forts et compatibles avec votre grossesse. Qui plus est, les ostéopathes (habitués à la prise en charge des patientes enceintes) peuvent s'avérer très utiles, tout comme les massages de votre compagnon (profitez-en !), l'application de chaud (bouillotte) ou encore un bon matelas. Bon courage, ne forcez pas trop et parlez-en rapidement à votre médecin sans attendre d'être à bout !

MAL DE DOS : LES AUTRES PRATICIENS DE LA GROSSESSE

Les médecines douces et manuelles constituent une autre possibilité pour soulager le mal de dos durant la grossesse.

- **Avec des manipulations et mobilisations douces pratiquées uniquement avec ses mains, l'ostéopathe va débloquer certaines zones et aider le corps à trouver son nouvel équilibre.**
- **Le chiropracteur est le spécialiste de la colonne vertébrale. Avec des techniques d'ajustements doux au niveau des vertèbres ou des manipulations sur les tissus mous, il va s'attacher à éliminer les dysfonctions vertébrales afin de rétablir l'alignement du bassin et la mobilité articulaire.**
- **Avec de fines aiguilles placées à des endroits précis du corps, l'acupuncteur vise à restituer la bonne circulation de l'énergie vitale dans le corps. Cela va permettre de soulager les lombalgies et sciatiques car un excès ou un ralentissement du flux énergétique peut entraîner des douleurs musculaires et ligamentaires.**

LES BONNES HABITUDES À PRENDRE PENDANT LA GROSSESSE

Évitez de porter des talons aiguilles, privilégiez des chaussures à semelles compensées pas trop hautes pour respecter la cambrure physiologique de votre dos.

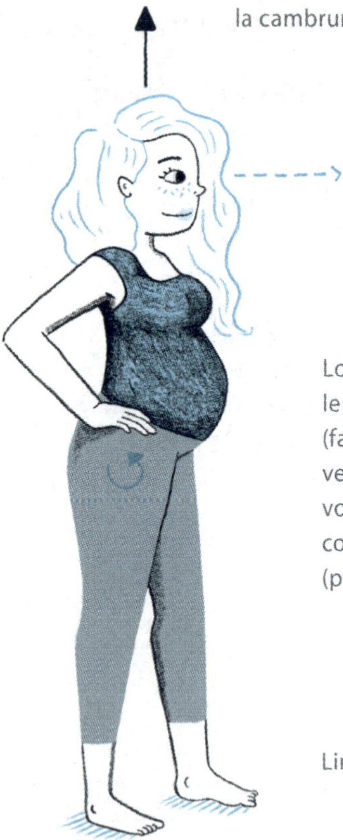

Lorsque vous êtes assise, plaquez le bas du dos contre le siège (faites le dos rond) ; même debout, veillez à votre positionnement : corrigez votre cambrure en vous grandissant, comme si un fil vous tirait vers le haut (pensez à faire la bascule du bassin).

Limitez vos déplacements en voiture.

Évitez le port des charges lourdes, une prise de poids trop importante… et reposez-vous !

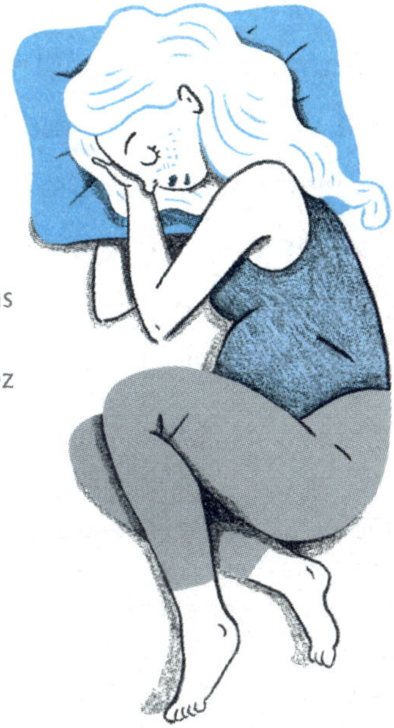

La nuit, mettez un coussin sous votre tête et sous vos jambes pour arrondir le dos ou dormez en position fœtale.

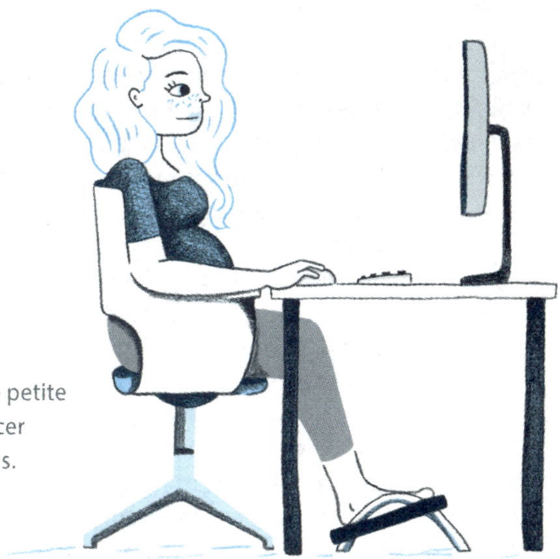

Au bureau, prévoyez une petite marche à placer sous vos pieds.

« Je suis enceinte de 4 mois, mes jambes pèsent une tonne (au moins !) et j'ai des varices un peu partout sur les mollets. Je porte déjà régulièrement des bas de contention et vais à la piscine au moins 1 fois par semaine, mais je ne vois pas d'amélioration... Que faire ? »

LA RÉPONSE du gynécologue

L'insuffisance veineuse est un phénomène fréquent pendant la grossesse. Sous l'effet des hormones, le volume sanguin augmente de façon à apporter plus de sang (et donc d'oxygène) au fœtus. Il existe aussi un état d'hypercoagulabilité d'origine hormonale (risque plus important de caillot dans les vaisseaux) qui a pour but de préparer l'organisme à l'accouchement, période où il existe une perte de liquide sanguin. En clair, la nature a inventé un système protecteur des hémorragies mais qui augmente le risque de stagnation du sang dans les vaisseaux. Certaines femmes ont des lourdeurs de jambes parfois dès le début de la grossesse, et voient apparaître de petites veines inesthétiques (ectasies variqueuses) sur les membres inférieurs, voire des varices des membres inférieurs ou de la vulve (qui disparaîtront après la grossesse). Des œdèmes des pieds et des chevilles peuvent également survenir en fin de journée. Tous les symptômes d'insuffisance veineuse sont aggravés par la chaleur et l'immobilité, les longs voyages en train, les voyages en avion.

Le risque majeur est la survenue d'une thrombose veineuse (phlébite), voire exceptionnellement d'une embolie pulmonaire. Attention, l'apparition d'œdèmes des membres inférieurs, voire du visage dès le matin et en particulier en fin de grossesse doit imposer une surveillance de tension artérielle et une recherche d'albumine dans les urines. La survenue d'une douleur du mollet, associée parfois à une coloration rouge de celui-ci, nécessite une consultation d'urgence.

Le port de chaussettes ou de bas de compression est recommandé depuis 2010 par la Haute Autorité de santé pendant toute la grossesse et dans les 6 semaines suivant l'accouchement ; inutile de porter des collants de compression de maternité ; bas ou chaussettes de compression de classe 2 suffisent ; il faut les porter dès le lever et les enlever pour la nuit. Ils peuvent vous être prescrits par votre médecin ou la sage-femme. Ils sont remboursés en partie par la Sécurité sociale.

Certains médicaments veinotoniques peuvent être recommandés pendant la grossesse (ils ne sont pas remboursés) et la phytothérapie et l'homéopathie peuvent également soulager ces maux. Il faut demander impérativement conseil à votre médecin ou à votre pharmacien car certains produits peuvent avoir des effets secondaires ou être interdits durant la grossesse.

« Je suis enceinte de 4 mois et j'ai des sensations de démangeaisons, surtout au niveau des mains et des pieds… Que faire ? »

LA RÉPONSE du gynécologue

Le prurit pendant la grossesse peut être simplement une manifestation liée à une peau sèche, à des troubles vasculaires banals ou encore à de l'eczéma. Dans ce cas, les lésions sur la peau sont typiques, rosées ou rouges, squameuses. Il faudra rechercher le produit déclenchant (savon, produit de vaisselle en cas de démangeaisons des mains) ; des crèmes pourront être prescrites, en particulier des crèmes à base de cortisone qui sont autorisées. Un traitement homéopathique d'appoint pour diminuer les irritations peut être conseillé. Les démangeaisons, pouvant toucher le ventre, les bras, les jambes, les paumes des mains et des pieds, peuvent être liées à une maladie, appelée « dermatose polymorphe gravidique ». Ces démangeaisons, qui commencent en général vers le 6e mois de la grossesse, sont accompagnées par une éruption de lésions rouges (due à une réaction de la mère contre les cellules fœtales). Cette pathologie concerne 4 grossesses sur 1 000.

Habituellement, on prescrit des antiprurigineux (antihistaminiques), des corticoïdes, l'application d'eau fraîche, de crèmes apaisantes ; certains médicaments homéopathiques peuvent rendre service. Il n'y a pas de danger pour la grossesse mais, si les démangeaisons sont trop intenses, l'obstétricien peut envisager de déclencher l'accouchement au voisinage du terme. En effet, le meilleur traitement est l'accouchement, qui apporte un soulagement dans les jours suivants. Un diagnostic différentiel plus rare, mais plus grave, doit être fait avec la cholestase gravidique : cette pathologie du foie, qui survient en général dans le dernier trimestre de la grossesse, se manifeste aussi par des démangeaisons, mais sans éruption ; le bilan sanguin hépatique est alors perturbé. L'hospitalisation est nécessaire.

En conclusion, des démangeaisons qui durent pendant la grossesse doivent conduire à une consultation afin que l'obstétricien puisse faire un diagnostic précis.

PRÉVENIR LES VERGETURES

Avec ce ventre qui grossit de jour en jour, la peau est soumise à rude épreuve. Comme elle n'est pas élastique à l'infini, ses fibres – par ailleurs fragilisées par la sécrétion de cortisol – finissent parfois par craquer, laissant apparaître alors des zébrures rouges ou violacées sur le ventre, les seins, à l'intérieur des cuisses. Ce sont les fameuses vergetures tant redoutées par les futures mamans… car quasi indélébiles. D'où l'importance de les prévenir en agissant sur deux tableaux : limiter la prise de poids et hydrater quotidiennement sa peau pour favoriser son élasticité. L'huile d'amande douce, l'huile végétale de rose musquée, le beurre de karité ou une crème spécifique antivergetures s'avèrent particulièrement efficaces.

« J'en suis à mon 3ᵉ mois de grossesse, et boutons et points noirs s'invitent partout sur mon visage et le haut du dos… Je n'en peux plus ! Que faire ? »

LA RÉPONSE du gynécologue

Une femme enceinte sur 2 environ peut avoir une poussée d'acné : l'hyperséborrhée (excès de sébum) est liée à une sensibilité particulière à certaines hormones sécrétées pendant la grossesse. Cela peut toucher les femmes ayant déjà eu de l'acné, mais ce n'est pas toujours le cas. Rassurez-vous : il n'y a aucune incidence sur le déroulement de la grossesse ; sauf sur le moral, éventuellement.

En premier lieu, il faut vous occuper de votre peau : la nettoyer en douceur, en évitant les produits moussants, le savon de Marseille… Méfiez-vous des produits cosmétiques antiacné, pas toujours adaptés à la femme enceinte. Toutes les crèmes et lotions passent par la peau et vont dans la circulation sanguine, et donc à votre bébé. Demandez conseil à votre pharmacien pour tout produit à visée antiacnéique, surtout dans les 3 premiers mois, période de formation des organes du bébé. Veillez à bien vous hydrater et à protéger votre peau du soleil (écran total bio).

Il ne faut pas essayer de percer les boutons ; le risque est une contamination par le staphylocoque, qui peut être dangereux chez les femmes enceintes : en raison d'une immunité différente, les défenses contre ces microbes sont diminuées et le risque de complications infectieuses est plus important et grave pour la mère et le futur bébé.

L'alimentation est importante : évitez les aliments pro-inflammatoires, à indice glycémique élevé (sucreries, pain blanc, pâtes et riz blanc…), les produits industrialisés (charcuterie, viennoiseries, alimentation « fast-food »…) ; privilégiez plutôt l'huile d'olive et de colza.

Des traitements homéopathiques peuvent être prescrits et, en cas d'acné très invalidante, il est tout à fait possible de recourir à des traitements antibiotiques ; consultez votre médecin.

L'HOMÉOPATHIE

L'homéopathie peut être une aide précieuse pour soulager les divers maux du quotidien liés à la grossesse. Vergetures, irritations, acné ou masque de grossesse peuvent ainsi être traités, en limitant les risques pour le bébé. Mais pour avoir le remède le plus adapté et efficace, il est recommandé de consulter un médecin-homéopathe. Aussi, n'oubliez pas que l'automédication est à éviter, même avec l'utilisation de médecines douces.

« Depuis que je suis enceinte, je n'arrête pas de baver ! J'ai même du mal à parler car j'ai trop de salive et je dois cracher sans cesse… À quoi est-ce dû ? »

LA RÉPONSE du gynécologue

L'hypersalivation (ptyalisme) fait partie des petits maux bizarres de la grossesse : la bouche se remplit anormalement de salive, surtout après le repas, obligeant à s'essuyer la bouche, voire à cracher… Dans les cas extrêmes, la production de salive peut atteindre 1 l par jour ! Ce n'est pas grave, mais cela peut être vraiment handicapant au quotidien. Ce problème peut toucher n'importe qui, même s'il est plus fréquent chez la femme enceinte souffrant de vomissements (et chez les mamans d'origine africaine), particulièrement au 1er trimestre. Il disparaît généralement au 3e trimestre, mais peut durer jusqu'à l'accouchement.

On ne connaît pas la cause exacte du ptyalisme durant la grossesse. Néanmoins, les hormones jouent certainement un rôle en sur-stimulant les glandes salivaires. Les nausées et autres petits soucis digestifs sont d'autres facteurs aggravants.

Malheureusement, aucun médicament ne permet de traiter ce problème. Fractionnez vos repas et mangez léger, évitez la nourriture trop riche ou trop épicée, et essayez de ne pas trop y penser, car l'angoisse peut favoriser le phénomène de salivation excessive. C'est le moment de tester des méthodes de relaxation comme la sophrologie, le yoga prénatal… L'acupuncture, l'homéopathie, ou l'ostéopathie peuvent également être utiles. Pensez aussi à avoir toujours une boîte de mouchoirs en papier sur vous !

« Je souffre d'une forte myopie depuis l'enfance. Je suis enceinte de 2 mois et j'ai entendu dire que la grossesse pouvait aggraver les problèmes de vue. Est-ce vrai ? Que faire ? »

LA RÉPONSE du gynécologue

La myopie fait effectivement partie des pathologies à signaler. Il peut arriver qu'elle s'aggrave pendant la grossesse. Le risque obstétrical est celui d'un décollement de rétine au moment de l'accouchement à cause de l'effort très important ; plus la myopie est sévère, plus le risque existe. La myopie sévère correspond à une correction de plus de 6 dioptries, ce qui est rare.

Quel que soit votre degré de myopie, si vous ne l'avez pas encore fait, faites un examen ophtalmologique (le mieux est de le réaliser dès le projet de grossesse ou en début de grossesse). Au 2e trimestre, en cas de myopie sévère, l'ophtalmologiste pratiquera un fond d'œil et pourra établir les risques ; si les efforts expulsifs ne sont pas interdits, l'obstétricien autorisera l'accouchement par les voies naturelles ; si les efforts expulsifs sont autorisés mais sur une courte durée, le recours à une aide à l'expulsion (ventouse, par exemple) pourra être recommandé ; il est très rare que la césarienne soit préconisée, sauf antécédent de décollement de rétine.

Si vous portez des lentilles, pensez à apporter une paire de lunettes pour l'accouchement : en cas d'intervention chirurgicale ou si vous présentez une irritation oculaire, on vous demandera de les retirer et il serait dommage que vous ne profitiez pas pleinement des premiers regards sur votre bébé...

Il est aussi conseillé de consulter votre ophtalmologiste quelques mois après l'accouchement.

« Je ressens des brûlures dans toute la jambe gauche depuis quelques jours. S'agit-il d'une sciatique ? Comment la traiter ? »

LA RÉPONSE du gynécologue

Le nerf sciatique part du bas du dos, se poursuit dans la fesse et sur la face arrière des jambes pour se terminer au niveau du pied. On parle de sciatique quand celui-ci s'irrite et devient douloureux.

Les signes de la sciatique sont assez variés. Vous pouvez ressentir une brûlure lancinante et intermittente, souvent d'un seul côté. Il peut également s'agir d'engourdissement ou de picotements (sensation de « fourmis » dans les jambes ou dans les pieds). Les douleurs peuvent être localisées dans le bas du dos, dans la fesse, à l'arrière de la cuisse ou du mollet, ainsi que dans le pied, ou sur l'ensemble de ces zones en même temps.

LE SYNDROME DU CANAL CARPIEN

Des fourmillements et des picotements dans le pouce, l'index et le majeur, parfois de vives douleurs irradiant jusqu'au bras et une perte de sensibilité au niveau des doigts ? Il s'agit sans aucun doute du syndrome du canal carpien, pathologie qui touche près de 25 % des futures mamans. Le nerf qui passe dans ce canal situé au niveau du talon de la main est comprimé (en partie pour des raisons hormonales), d'où les sensations et douleurs désagréables. Le port d'une attelle durant la nuit et des infiltrations de cortisone sont les traitements indiqués pendant la grossesse. Rassurez-vous : dans la majorité des cas, le syndrome disparaît dans les semaines suivant l'accouchement.

Pendant la grossesse, le corps subit de nombreux changements : prise de poids, assouplissement des ligaments, modification de la posture… Cela peut entraîner des douleurs au niveau du dos et du nerf sciatique, en particulier à partir du 4e ou du 5e mois de grossesse. Il ne s'agit pas d'une sciatique à proprement parler car le nerf n'est pas compressé mais simplement irrité. Les douleurs, en revanche, s'apparentent bien à celles d'une « vraie » sciatique !

Les médicaments anti-inflammatoires, parfois prescrits pour apaiser les douleurs de la sciatique, sont contre-indiqués pendant la grossesse. Des exercices doux et adaptés pourront néanmoins soulager votre dos. Si nécessaire, votre praticien pourra également vous adresser à un kinésithérapeute. L'ostéopathie peut aussi être efficace et vous soulager rapidement (parfois 2 séances sont suffisantes).

Si la douleur est trop forte, appliquez une poche de glace sur la zone douloureuse pendant 10 minutes environ. À noter : prenez garde de ne pas appliquer la glace directement sur la peau, mais de l'envelopper dans un linge. Et évidemment, passez un petit coup de fil à votre praticien !

« Je suis partie en vacances au soleil et depuis, j'ai des taches brunes au milieu du front et sur le menton qui ne partent pas. On m'a parlé du masque de grossesse. Comment le faire disparaître ? »

LA RÉPONSE du gynécologue

Le masque de grossesse (appelé aussi chloasma ou mélasma) correspond à une hyperpigmentation de la peau sur le front, les pommettes et autour de la bouche. Il apparaît surtout pendant la grossesse car il est lié à l'imprégnation hormonale de la gestation, mais il arrive qu'il survienne même si la femme n'est pas enceinte. Ces taches apparaissent souvent au cours du 2e trimestre de la grossesse (entre le 4e et le 6e mois) et sont souvent plus présentes chez les femmes brunes à la peau mate. Elles disparaissent généralement après l'accouchement, mais peuvent perdurer jusqu'aux 6 mois de bébé.

L'exposition solaire augmente considérablement les risques d'apparition d'un masque de grossesse et sa gravité. C'est pourquoi les futures mamans doivent impérativement protéger leur visage quotidiennement, même en ville. En effet, l'irradiation lors d'une belle journée ensoleillée peut suffire à déclencher le phénomène. La protection idéale contre le masque de grossesse : un écran total, indice 50+, mais aussi des lunettes de soleil et un chapeau, le tout au moins jusqu'à la naissance de bébé !

Dans certains cas, les taches persistent bien après l'accouchement et sont difficiles à traiter. Un soin médicamenteux à base d'hydroquinone ou de vitamine A acide (trétinoïne), des préparations dépigmentantes ou des peelings peuvent alors être proposés par un dermatologue.

Le quotidien

Pour une future maman, rien n'est pareil durant la grossesse : ce sont 9 mois un peu hors du temps. Mais la vie, elle, continue : il faut travailler, se bouger, voyager. Tant que vous pouvez le faire, c'est plutôt bon signe : votre grossesse se passe pour le mieux ! Il convient toutefois de vous ménager et de prendre certaines précautions.

Se bouger... en toute sécurité

Sauf situation spécifique et avis contraire de votre médecin, il est tout à fait possible de poursuivre une activité physique pendant la grossesse. C'est même conseillé tant les bienfaits sont multiples : travail du souffle, activation de la circulation sanguine et du transit, relaxation, maintien de la souplesse et du tonus musculaire, maîtrise du poids, etc., soit autant de bénéfices qui vous aideront à mieux vivre votre grossesse et à appréhender le jour J en pleine forme. Pour autant, pas question de faire de l'équitation, du ski ou du trampoline ! Durant ces 9 mois, misez sur une activité physique douce, sans danger pour vous et votre bébé, et adaptez-la à chaque stade de votre grossesse. Par précaution, demandez l'avis de votre médecin ou sage-femme pour bien choisir votre sport, sachant que la marche, la natation, le yoga sont les activités préférées des futures mamans. Mais gardez en tête que, pendant la grossesse, l'activité physique rime avec entretien et bien-être, pas avec performance. Aussi restez à l'écoute de votre corps : arrêtez-vous en cas de fatigue, douleurs ou contractions. Veillez également à bien vous échauffer avant la séance et à vous étirer après, vous hydrater et prévoir un petit en-cas pour éviter une hypoglycémie.

Concilier grossesse et travail

La grossesse est une parenthèse dans la vie d'une femme... mais pas côté travail ! Heureusement, les deux sont généralement compatibles, a fortiori si vous avez un employeur compréhensif. Sinon, la loi est de votre côté pour vous assurer protection et bien-être. Le 1er trimestre est souvent difficile : il faut composer avec les nausées et cette fatigue qui vous fait littéralement piquer du nez durant les réunions... mais il est encore un peu tôt pour annoncer votre grossesse au travail. Sachez qu'aucune loi ne vous oblige à informer votre employeur de votre grossesse, ou n'impose de délais. Dans les faits toutefois, il le découvrira tôt ou tard avec votre gros ventre... aussi, mieux vaut le lui annoncer avant de vive voix, après l'échographie de datation par exemple. Vous pourrez ainsi bénéficier des dispositions prévues dans le Code du travail pour les femmes enceintes, ainsi que celles, éventuelles, stipulées dans votre convention. Enfin, plus tôt votre patron sera mis au courant de votre grossesse, mieux il pourra organiser votre remplacement. Au quotidien, sauf situation spécifique (travail physique, travail de nuit, utilisation de produits potentiellement dangereux pour le fœtus), vous pourrez continuer votre travail normalement. En vous ménageant toutefois : évitez les horaires à rallonge, accordez-vous une sieste éclair de 20 minutes, prévoyez un oreiller pour caler votre dos, etc. C'est aussi un travail à faire sur vous-même : déléguer, savoir dire non, s'écouter, faire la part des choses entre vie privée et vie professionnelle. C'est une bonne préparation pour l'après-grossesse, car la vie professionnelle avec un bébé ne sera plus la même qu'avant ! Parfois, ce n'est pas le travail en soi qui est éprouvant, mais les trajets. Profitez de votre statut de femme enceinte pour bénéficier d'une place assise dans le métro, faites du covoiturage, etc. Si la situation devient difficile et si votre corps en pâtit (avec des contractions fréquentes, par exemple), votre médecin jugera de l'utilité d'un arrêt de travail. Ce n'est pas un échec... c'est pour le bien de votre bébé et le vôtre.

Éloigner le stress et veiller à son sommeil

Pour profiter pleinement de cette parenthèse enchantée, l'idéal serait de vivre dans un cocon de zénitude. Mais en pratique, il faut faire avec les aléas de la vie quotidienne ! Parce que le stress n'est bon ni pour vous ni pour votre bébé, essayez toutefois de vous créer une bulle de zen – et mettez le futur papa à contribution. Les problèmes de famille, les soucis matériels, les tracas au travail : éloignez, déléguez, relativisez ! Heureusement, les hormones (pour une fois de votre côté) vous aideront à faire la part des choses en vous recentrant sur vous-même… même si le revers de la médaille est une sensibilité à fleur de peau ! Une activité de relaxation telle que le yoga, la sophrologie, la méditation sera également une aide précieuse pour mieux gérer le stress durant ces 9 mois, mais aussi le jour J. De même, l'idéal serait d'avoir des nuits de 8 heures d'un sommeil profond et réparateur. Mais là encore, les éléments sont contre vous : gros ventre qui gêne, crampes ou impatiences dans les jambes, remontées acides… Pour favoriser de bonnes nuits, éloignez tous les ennemis du sommeil : excitants (café, thé), repas lourds à digérer, téléphone, tablette et ordi en soirée (ils émettent une lumière bleue qui retarde la sécrétion de mélatonine, hormone du sommeil). Avant le coucher, favorisez une activité de détente : lecture, exercices de respiration, tricot pour votre bout de chou…

Éviter les situations à risque

On le répète à l'envi : la grossesse n'est pas une maladie ! Il faut donc continuer à vivre normalement. Toutefois, certaines situations exposent votre bébé à des risques réels. À commencer par le tabac, l'alcool et la drogue, des substances très nocives pour le fœtus. L'idéal est d'avoir réglé ces dépendances avant la grossesse, c'est d'ailleurs le but de la visite pré-conceptionnelle : faire le point sur ces pratiques à risque et se faire aider pour s'en sortir. Mais, même la grossesse installée, il n'est jamais trop tard pour stopper. N'hésitez pas à en parler à votre sage-femme ou médecin, il existe différents dispositifs pour vous accompagner. Certains petits plaisirs de la vie seront aussi à mettre entre parenthèses le temps de votre grossesse : hammam, sauna, voyage dans des pays à risque sanitaire, longs trajets en voiture, etc.

« Je suis enceinte de 6 mois et je dois faire au quotidien de longs trajets en voiture (45 minutes matin et soir)… Ces déplacements sont-ils dangereux pour mon bébé ? »

LA RÉPONSE du gynécologue

Les trajets en voiture ne sont pas dangereux pour votre bébé, ils doivent même le bercer et, qui sait, lui donner l'amour des voyages !

Dans la mesure où ces trajets ne vous provoquent pas de contractions répétées et fréquentes, et ne raccourcissent pas le col de l'utérus (qui sert de barrière de maintien du bébé dans l'utérus), il n'y a pas de problème à continuer. Dans le cas contraire, si vous constatez une survenue de contractions répétées toutes les 10, 20 ou 30 minutes, douloureuses et quotidiennes, ne cédant pas au repos ou bien à la prise d'un antspasmodique (le Spasfon, par exemple), il faut consulter en urgence afin de s'assurer qu'il n'y a pas de menace d'accouchement prématuré. Pour information, le moyen le plus simple de savoir si vous avez affaire à une contraction est de poser la main sur votre ventre et de noter si votre utérus devient dur au toucher et se relâche à la fin de la contraction.

La grossesse n'empêche théoriquement aucun acte de la vie quotidienne, mais chaque femme est différente et chaque grossesse aussi. Nous ne réagissons pas tous de la même manière et chaque cas doit être discuté afin de prévenir les risques. À titre d'exemple, certaines patientes manutentionnaires avec 2 heures de trajet tous les jours s'arrêtent de travailler à 34 semaines et accouchent à terme. D'autres patientes, comptables, à 5 minutes de leur travail, sont en arrêt de travail dès le 5e mois car il existe une menace d'accoucher avant le terme.

En conclusion, il faudra en discuter avec votre gynécologue, mais pas d'inquiétude pour vos trajets en l'absence de contractions trop fréquentes.

JUSQU'À QUAND PUIS-JE VOYAGER ?

Si tout va bien, en théorie jusqu'au jour J ! Mais il faut un peu de bon sens : les dernières semaines, il est plus prudent de ne pas s'éloigner de son lieu d'accouchement et d'éviter les longs trajets qui ne sont jamais agréables ni très bons en fin de grossesse.

En voiture, même lorsque le ventre s'est arrondi et peut devenir gênant, les femmes enceintes n'échappent pas à l'obligation du port de la ceinture. Elle doit se placer sous l'abdomen, et non pas sur le ventre (en cas d'accident, les risques encourus par le fœtus seraient beaucoup plus importants).

Si vous le pouvez, préférez le train qui occasionne moins de secousses et permet de se lever de temps en temps.

Quant à l'avion, chaque compagnie aérienne a sa politique en matière de femmes enceintes, mais pour des raisons de santé (la position assise et la pressurisation ralentissent la circulation sanguine notamment), il est toutefois fortement déconseillé de prendre l'avion au-delà du 8ᵉ mois. Dans tous les cas, demandez l'avis de votre médecin ou sage-femme avant d'entreprendre votre voyage.

« Enceinte de 2 mois, je ne parviens toujours pas à arrêter la cigarette... Quelles solutions douces s'offrent à moi pour enfin mettre un terme à cette mauvaise habitude ? »

LA RÉPONSE du gynécologue

Ne culpabilisez pas. Le tabac est une drogue, et vous êtes sous la dépendance de la nicotine et de comportements ritualisés. La grossesse est une période de bouleversements physiques et psychiques, qui rend encore plus difficile le sevrage. Mais vous avez une vraie motivation pour arrêter de fumer !

Sachez que les principaux constituants du tabac passent la barrière placentaire, la « bouteille d'oxygène » du fœtus et peuvent ainsi l'atteindre. Si la plupart des femmes qui fument n'ont pas de complications de grossesse, mieux vaut mettre toutes les chances de son côté pour limiter les risques car ils existent et sont importants.

Il n'y a pas de méthode miracle pour arrêter de fumer. Par précaution, et en l'absence d'étude prouvant que la cigarette électronique est sans danger pour le fœtus, abstenez-vous de l'utiliser.

Les thérapies comportementales et cognitives comme l'acupuncture, l'hypnose ou la mésothérapie peuvent être un bon soutien. Les médicaments homéopathiques peuvent également être efficaces. Demandez conseil à votre pharmacien, votre sage-femme ou votre médecin, et n'hésitez pas à vous faire aider.

Lorsque vous arrêterez votre consommation de tabac, faites attention à ne pas remplacer les cigarettes par des bonbons et veillez à manger équilibré. N'hésitez pas à consulter une diététicienne ou une nutritionniste pour vous aider à ne pas prendre trop de poids pour compenser le manque.

« Je suis enceinte de 3 semaines et j'ai consommé du cannabis il y a quelques jours. Est-ce dangereux pour le fœtus ? »

LA RÉPONSE du gynécologue

Même si des études ont montré que la consommation de cannabis pendant la grossesse n'était pas associée à une augmentation de la morbidité (problèmes de santé) et de la mortalité du bébé, abstenez-vous d'en consommer. Le cannabis étant en général fumé, le fœtus risque malgré tout de subir les effets du tabagisme de sa mère.

Fumer du cannabis pendant la grossesse peut donc avoir des conséquences sur votre grossesse (risque d'accouchement prématuré), sur votre bébé (faible poids à la naissance, troubles du sommeil...), mais également sur le long terme (moins bons résultats scolaires, troubles de l'attention et dépression... qui seraient proportionnels à la quantité de cannabis fumée pendant la grossesse).

Même si certaines études minimisent ses conséquences, il ne faut pas oublier que le cannabis est une drogue. L'arrêt est donc bien évidemment recommandé. Le médecin ou la sage-femme qui suit votre grossesse pourra vous aider ou vous diriger vers un addictologue qui trouvera une solution adaptée.

QUELQUES NUMÉROS UTILES

- **Tabac Info Service : 3989 de 9 h à 20 h pour demander l'avis d'un tabacologue. La Sécurité sociale propose une prise en charge et rembourse les substituts nicotiniques prescrits par un médecin à hauteur de 150 €. Il existe aussi des sages-femmes spécialisées en tabacologie.**
- **Drogue Info Service : 0 800 23 13 13 / Écoute Cannabis : 0 811 91 20 20.**

« Cet été je serai enceinte de 5 mois et j'aimerais pouvoir profiter des baignades en piscine et en mer. Y a-t-il des recommandations spécifiques à respecter ? »

LA RÉPONSE du gynécologue

Sachez qu'il n'y a pas d'interdiction particulière concernant les baignades. Au contraire, nager pendant la grossesse est bon pour vous et vous procurera une agréable sensation de légèreté. La membrane amniotique qui maintient le fœtus dans sa poche sert de barrière avec le milieu extérieur et donc protège le bébé des risques d'infections.

Voici les cas où les baignades sont toutefois contre-indiquées :

- une rupture précoce de la poche des eaux, qui de toute façon est source d'hospitalisation ;
- des infections urinaires ou vaginales à répétition au cours de la grossesse ;
- une menace d'accouchement prématuré comme un col ouvert.

Certaines études ont soulevé les dangers du chlore pendant la grossesse, qui pourrait favoriser les allergies chez le nourrisson. Même si ces risques n'ont pas totalement été démontrés, privilégiez les piscines traitées à l'ozone.

À la plage, baignez-vous dans une mer calme et ne vous éloignez pas du bord, car les courbatures et les crampes sont plus fréquentes pendant la grossesse. Ne vous épuisez pas en nageant, sachez écouter votre corps et vous reposer en cas de survenue de contractions.

Évitez les activités nautiques comme la planche à voile, le ski nautique, la plongée… En revanche, la marche au bord de l'eau stimulera votre circulation sanguine, le matin ou en soirée, à l'heure où le soleil est le moins fort. Profitez-en bien !

« Depuis le début de mon 2e trimestre de grossesse, j'ai beaucoup de mal à dormir. Je me réveille systématiquement plusieurs fois par nuit, ne trouve jamais une position confortable, fais des cauchemars à répétition. Résultat : je ne dors que 3 à 4 heures par nuit, et commence à être épuisée... Que faire ? »

LA RÉPONSE du gynécologue

Rassurez-vous, vous n'êtes pas la seule maman dans cette situation et plus la grossesse avance, plus la position idéale pour dormir est difficile à trouver...

De plus, l'utérus prenant du volume, il comprime souvent une grosse veine du corps humain (la veine cave) et peut créer une sensation de malaise en position allongée sur le dos ou le côté droit. Dans ce cas, je vous conseille de vous tourner de l'autre côté.

Ces troubles du sommeil peuvent aussi s'expliquer par des angoisses générées par le fait de devenir bientôt maman. Il ne faut alors pas hésiter à en toucher un mot à votre gynécologue ou sage-femme. Il y a également la consultation du 4e mois, spécialement consacrée à la discussion sur ces différentes angoisses liées à la grossesse, la maternité.

De façon plus pragmatique, les coussins de grossesse (en forme de polochon avec des billes souples) sont d'une grande aide et des médicaments à base de plantes existent afin de vous aider à vous endormir (Euphytose, cure de magnésium...). Si cela s'avère inefficace, des médicaments compatibles avec la grossesse peuvent aider mais sous prescription (Donormyl, Atarax...).

Si vous êtes fatiguée et que vous le pouvez, une petite sieste après le déjeuner vous permettra de récupérer et reposera vos jambes. Enfin, l'arrêt de travail peut être une solution lorsque les troubles entraînent une fatigue importante.

LES RÊVES PENDANT LA GROSSESSE

La grossesse est une période de profond remaniement psychologique : consciemment ou inconsciemment, la venue future d'un bébé provoque de nombreux sentiments, craintes et angoisses, brasse des souvenirs d'enfance, des histoires anciennes. Espace d'expression de la vie psychique, la vie onirique va donc être particulièrement riche durant la grossesse. Mouvementés, angoissants, étranges ou au contraire apaisants, réconfortants, les rêves reflètent les angoisses, les peurs, les attentes des futures mamans et les accompagnent dans ce long travail de maturation psychique. Ainsi, il n'est pas rare de rêver d'accouchement, de fausse couche, de bébé. Ces rêves n'ont rien de « prémonitoire », rassurez-vous : ils sont là pour décharger vos angoisses.

« Je suis enceinte de 2 mois et je manipule à longueur de journée des produits à base d'huiles essentielles dans la boutique où je travaille. Est-ce dangereux pour la santé de mon bébé ? »

LA RÉPONSE du gynécologue

Tout dépend de la concentration en huiles essentielles des produits que vous utilisez. En cosmétologie, les doses sont habituellement faibles et inférieures aux seuils dangereux.

Ce n'est pas le cas pour l'aromathérapie (utilisation médicale d'huiles essentielles), qui nécessite plus de précautions. En effet, certaines huiles essentielles très concentrées peuvent être dangereuses et avoir des effets indésirables graves (jasmin, sauge, rose, muscade…). Il est donc important de ne pas les utiliser sans l'avis d'un aromathérapeute, surtout pendant la grossesse, et de respecter la posologie et la durée de la prise.

Les huiles essentielles traversent le placenta et sont transmises par le lait maternel. Durant les 3 premiers mois de la gestation, par leur simple odeur, certaines huiles peuvent avoir des conséquences graves sur le fœtus (fausse couche) ou être à l'origine de crises d'épilepsie. Leur utilisation doit se faire ponctuellement, en traitement de 5 à 6 jours maximum.

Dans votre cas, vous pouvez être rassurée. Leur côté relaxant, apaisant ou parfois tonifiant peut se révéler particulièrement bénéfique et agréable si vous attendez un bébé. Si vous avez toujours des doutes, vous pouvez contacter le fabricant qui généralement sait la composition des produits et le risque pour une éventuelle grossesse.

« Puis-je continuer à aller au hammam en étant enceinte ? Est-ce dangereux pour ma santé et celle de mon bébé ? »

LA RÉPONSE du gynécologue

Selon l'Organization of Teratology Information Services (OTIS), une température corporelle de plus de 38,3 °C pourrait poser des problèmes pour la grossesse. Sous l'effet des quantités énormes d'hormones qui voyagent dans votre sang, vos veines sont déjà très dilatées : elles ne peuvent que devenir encore plus vulnérables si vous leur imposez une chaleur extrême. Les études ne sont pas nombreuses, mais certaines ont montré un risque accru de malformations chez les bébés de mère ayant eu une température corporelle augmentée lors du 1er trimestre de la grossesse.

À partir du 2e trimestre, l'exposition à des températures élevées peut parfois engendrer des malaises chez les patientes, une baisse brutale de la tension artérielle et par la même occasion une asphyxie temporaire du fœtus (heureusement sans conséquence habituellement). Même s'il est vrai que le hammam est bon pour le stress et les douleurs musculaires, se placer volontairement dans une atmosphère chaude et humide est déconseillé de manière générale. Si vous êtes adepte de cette pratique, ne continuez surtout pas sans en parler à votre médecin, qui évaluera l'état de votre circulation ainsi que votre rythme cardiaque.

Vous pouvez en revanche sans danger prendre un bain chaud (mais pas trop) et remplacer la relaxation d'un hammam par un massage réalisé par un professionnel (ou votre partenaire).

« Je viens d'apprendre que je suis enceinte de 3 semaines environ. Je dois prochainement participer à une course à pied de 5,5 km. La pratique de ce sport comporte-t-elle un risque ? »

LA RÉPONSE du gynécologue

Il n'y a pas de raison d'être inquiète : faire du sport est recommandé en cours de grossesse. Au début, la course à pied est parfaitement possible. Elle est bonne pour le dos, pour la circulation sanguine, pour votre bien-être psychologique mais aussi pour éviter une prise de poids excessive (c'est valable pour toutes les activités sportives !). Le running permet également d'éviter le diabète gestationnel (60 % de risques en moins pour les femmes actives et de poids normal) et diminue les risques de pré-éclampsie.

Vous risquez cependant d'être plus facilement essoufflée. Il faut donc adapter progressivement votre vitesse et la distance parcourue avec l'évolution du ventre. Dans tous les cas, ne faites pas de trop longues séances : 20 minutes maximum de course pendant la première moitié de la grossesse, 15 minutes pendant la seconde partie.

À partir du 4e mois de grossesse, il est possible que les vibrations de la course d'une part et la position de votre dos (lordose) d'autre part rendent cet effort plus compliqué. Certaines patientes peuvent aussi avoir des contractions. Mieux vaut changer d'activité. La marche nordique (avec des bâtons) peut alors remplacer le running.

LE SPORT PENDANT LA GROSSESSE

Contrairement aux idées reçues, si la grossesse est normale, le fait de pratiquer un sport favorise son évolution et facilite l'accouchement. En revanche, les ligaments sont plus élastiques. Il est donc nécessaire de prendre des précautions ou d'avoir à ses côtés un bon professeur de gymnastique capable de vous encadrer pour vous éviter les entorses ! Attention également à ne pas oublier que votre morphologie va changer, ce qui va rendre difficile l'exécution de certains mouvements... S'il faut éviter tout sport de compétition, vous pouvez continuer votre pratique habituelle tant que vous le pouvez (séries d'abdos...). Seul conseil : ne forcez pas et arrêtez dès que votre ventre devient une gêne.

Sports à privilégier	Sports à éviter
• La marche • La natation • La gymnastique douce (stretching, pilates) • Le yoga prénatal • Le vélo d'intérieur	• Les sports extrêmes : plongée sous-marine, parachutisme, alpinisme… • Les sports de contact : basket, handball, judo, karaté, boxe… • Les sports à risque de chute : équitation, ski, canoë…

« Je suis enceinte de 5 mois et je suis surmenée au travail. Puis-je commencer mon congé maternité plus tôt sans être pénalisée financièrement ? »

LA RÉPONSE du gynécologue

Si c'est votre 1re ou 2e grossesse, vous ne pourrez malheureusement pas moduler votre congé maternité. Seules les futures mamans d'un 3e enfant ou plus peuvent anticiper le début de leur congé maternité : dans la limite de 2 semaines pour la naissance d'un 3e enfant ou plus, dans la limite de 4 semaines pour une naissance multiple. Le congé postnatal sera réduit d'autant.

En revanche, votre convention collective ouvre peut-être droit à une réduction d'horaires. À défaut, ce droit peut être prévu par un accord collectif, un usage ou un arrangement avec l'employeur. N'hésitez pas à aménager votre temps de travail.

Enfin, le praticien qui suit votre grossesse pourra estimer avec vous si vous êtes toujours en mesure de travailler. Il pourra en conséquence vous donner un arrêt de travail (momentané ou définitif). En cas d'état pathologique résultant de la grossesse, une période supplémentaire de congé de 2 semaines (14 jours maximum consécutifs ou non) peut être accordée avant le début du congé prénatal et sur prescription médicale. Ce congé pathologique peut être prescrit à partir de la déclaration de grossesse.

ENCEINTE AU TRAVAIL, QUELS SONT VOS DROITS ?

Le Code du travail prévoit différentes dispositions pour les futures mamans.

DURANT LA GROSSESSE :

- vous pouvez bénéficier d'autorisations d'absence sans diminution de salaire pour vous rendre aux examens médicaux obligatoires ;
- vous ne pouvez être licenciée, sauf circonstances particulières ;
- vous pouvez démissionner sans préavis ;
- si votre poste de travail est incompatible avec la grossesse, un changement de poste peut vous être proposé momentanément sans diminution de salaire et en accord avec le médecin du travail ;
- si vous exercez un travail de nuit ou si vous êtes exposée à certains risques, vous pouvez percevoir, en l'absence d'un autre poste possible, une allocation spécifique.

DURANT LE CONGÉ MATERNITÉ :

- votre contrat de travail est suspendu, mais il est assimilé à du travail effectif pour le calcul des congés ;
- vous ne pouvez pas être licenciée, sauf circonstances particulières.

APRÈS LE CONGÉ MATERNITÉ :

Vous retrouvez votre emploi ou un emploi similaire. Quelques jours après votre retour au travail, une visite médicale de reprise est prévue avec le médecin du travail.

Situation familiale et type de grossesse	Durée du congé prénatal	Durée du congé postnatal	Total du congé maternité
Vous attendez 1 enfant et avez moins de 2 enfants	6 semaines	10 semaines	16 semaines
Vous attendez 1 enfant et avez déjà 2 enfants ou plus	8 semaines	18 semaines	26 semaines
Vous attendez des jumeaux	12 semaines	22 semaines	34 semaines
Vous attendez des triplés ou plus	24 semaines	22 semaines	46 semaines

La grossesse, une révolution émotionnelle

Avoir un enfant : c'était votre souhait le plus cher ! N'empêche… Bébé n'est pas encore là qu'il suscite déjà de nombreux doutes et interrogations. C'est tout à fait naturel : bien avant la naissance de votre bout de chou, vous devenez « maman », et ce processus fait naître des questionnements. Votre couple doit lui aussi composer avec ce petit être qui, bien qu'encore dans votre ventre, est déjà bel et bien présent parmi vous… mais de façon différente pour vous et votre compagnon.

Une période de profond remaniement psychique

Neuf mois, c'est le temps nécessaire pour fabriquer un petit être de A à Z. C'est aussi le temps qu'il faut pour se préparer à être maman, car on ne le devient pas à la seconde où bébé naît. La maternité est un lent processus qui commence bien en amont de la naissance : aux grandes transformations physiologiques s'ajoutent des bouleversements psychiques. On dit d'ailleurs que c'est une période de « grand remaniement psychique ». En fonction de la vie intime de la future maman, de son histoire, de son caractère, de sa relation à sa propre mère, de la relation avec le futur papa, des circonstances de la conception, la grossesse sera vécue plus ou moins sereinement. Des angoisses, profondément enfouies, peuvent resurgir. La perspective de l'accouchement peut elle aussi terroriser certaines futures mamans en fonction du vécu de leur maternité, des histoires familiales, des récits des copines, du discours médical entendu, etc. Dans tous les cas, ne gardez pas ces angoisses pour vous. Plus encore qu'à tout autre moment de votre vie, il est important de faire part de vos peurs à une oreille attentive, au besoin professionnelle. Il faut en effet bien choisir ses interlocuteurs : la meilleure copine qui ne cesse de vous dire combien la maternité est ma-gni-fi-que ou la cousine qui peine à sortir de sa dépression post-partum ne sont pas les meilleures interlocutrices !

Une peur face au grand inconnu

Au fil de ce processus de maturation psychique et sous l'influence du ballet hormonal qui fait passer du rire aux larmes, de nombreuses interrogations peuvent surgir. Vais-je être une bonne mère ? Vais-je aimer mon bébé tout de suite ? Vais-je arriver à tout concilier : bébé, travail, couple ? La maternité est un grand saut dans l'inconnu ; impossible de savoir à l'avance comment cela sera, il faut le vivre pour le découvrir ! Aussi vos inquiétudes et angoisses quant à votre capacité à être mère et à tout concilier sont-elles tout à fait légitimes. Rassurez-vous cependant : oui, la maternité n'est pas une chose simple (contrairement à ce que l'on nous laisse croire !). Oui, ce sera fatigant, éprouvant. Mais avoir un enfant, c'est aussi se découvrir sous un autre jour, faire preuve de capacités insoupçonnées, d'une endurance à toute épreuve, d'une générosité sans limites. Vous vous connaissez en tant que femme, en tant qu'épouse, mais pas en tant que maman. Et cette maman que vous allez devenir risque bien de vous étonner !

La grossesse vue par le papa

La parité a beau avancer à petits pas... homme et femme ne sont, biologiquement, pas pareils ! L'une porte la vie, l'autre pas. Et cela peut créer une première frontière, un premier décalage entre vous qui sentez votre bébé grandir et bouger et votre compagnon qui assiste à ce processus, tel un spectateur. Pour lui, cela reste assez abstrait jusqu'à ce que bébé soit bel et bien là. Certes, il peut participer à cette grossesse en assistant aux échographies, aux cours de préparation à l'accouchement, en faisant de l'haptonomie, en posant ses mains sur votre ventre quand bébé bouge, en lui parlant... mais rien à voir avec ce que vous vivez et ressentez dans votre chair. Aussi, il ne faut pas en vouloir à votre compagnon s'il vous semble lointain, peu impliqué. Cette grossesse, il la vit tout autant que vous... mais différemment ! Lui aussi est sans aucun doute assailli de questions, même s'il n'en laisse rien paraître. Lui aussi se demande sûrement s'il fera un bon père, s'il arrivera à subvenir aux besoins de la famille. Chez lui aussi, la venue future de ce bébé peut faire resurgir des sentiments profondément enfouis, dans son rapport à son propre père notamment. De son côté également, il fait son petit chemin de « papa ».

Une sexualité différente

Côté sexualité, c'est un peu les montagnes russes ! La libido fluctue au gré des hormones, de la fatigue, des maux de grossesse et des douleurs, mais aussi de l'état psychique de la future maman, de la façon dont elle appréhende les changements de son corps. Épanouies dans ce nouveau corps, certaines futures mamans vivront une véritable désinhibition pendant la grossesse – voire connaîtront leur premier orgasme ! – tandis que auront du mal à accepter leurs changements physiques ou à concilier leur statut de femme portant la vie et celui de femme prenant du plaisir sexuellement. Tout dépend de la future maman et du terme. Une fois passées la fatigue et les craintes du 1er trimestre, et avant que le ventre ne soit réellement encombrant au 3e trimestre, le 2e trimestre est généralement le plus propice aux câlins, et parfois même aux expériences sexuelles inédites ! Plus que jamais, il est important de communiquer et de faire preuve de compréhension. Et cela des deux côtés, car le désir du papa peut lui aussi fluctuer. Vos nouvelles formes pourront faire exploser ses ardeurs… ou au contraire les calmer, voire les annihiler complètement. Certains hommes sont en effet troublés par la présence du bébé ou craignent de lui faire mal. Anatomiquement parlant pourtant, c'est impossible : entouré par le liquide amniotique, bébé est bien protégé dans l'utérus. Aussi, sauf contre-indication médicale, faire l'amour est autorisé… jusqu'au jour J !

« Je suis enceinte de 3 mois et mon mari est totalement désintéressé par ma grossesse… Il fait comme si rien n'avait changé et ça me fait peur. Comment lui faire prendre conscience qu'il a un rôle à jouer ? »

LA RÉPONSE de la sage-femme

Votre grossesse ne doit pas encore vraiment se voir et, pour un homme, il est parfois difficile d'imaginer un être qu'il ne voit, ne sent et ne touche pas. Il peut aussi avoir l'appréhension de vous voir changer physiquement et psychologiquement. Va-t-il vous retrouver comme avant, après la naissance ? Allez-vous l'aimer autant et en avoir le temps ? Beaucoup de questions qu'il faut aborder au fur et à mesure pour que les craintes s'envolent. Vous devez donc commencer par le rassurer. Dites-lui qu'en plus de cette vie trépidante que vous avez à deux, bientôt il y aura une autre personne qui aura besoin de soins et d'attention et qui vous comblera de bonheur. Pour l'impliquer, invitez-le à vos rendez-vous mensuels chez votre médecin et surtout aux échographies trimestrielles. Cela lui permettra de voir son bébé et peut-être de concrétiser la grossesse. Vous devez également préparer ensemble l'arrivée du bébé : cours de préparation à la naissance pour qu'il ait une idée de ce qui l'attendra le jour J, pourquoi ne pas tester l'haptonomie, qui permet à votre compagnon de communiquer avec son bébé in utero grâce à un « toucher affectif » ?

Pareil pour le choix du matériel de puériculture, de la crèche ou de la future nounou. S'il ne vient pas, c'est son choix, mais il ne pourra pas dire qu'il a été évincé de la grossesse et de l'arrivée de cet enfant. Dans tous les cas rassurez-vous, ce n'est pas pour ça qu'il ne sera pas un bon père !

LA COUVADE DÉCRYPTÉE

Durant la grossesse de leur compagne, certains futurs papas prennent du poids ou souffrent de « maux de la grossesse » : insomnie, mal de dos, reflux. C'est la fameuse couvade, qui concernerait 1 futur papa sur 5. L'homme peut lui aussi être perturbé, inquiet quant à son futur statut de papa. Mais la société est telle que ses inquiétudes sont rarement prises en compte – le futur papa doit faire bonne figure, celui de l'homme fort ! Aussi, c'est par son corps qu'il va exprimer ses craintes… et demander un peu d'attention. La couvade survient majoritairement chez les hommes qui s'investissent énormément pendant la grossesse.

« Enceinte de 6 mois, j'ai vécu un premier accouchement très difficile et j'appréhende beaucoup cette deuxième naissance. Je n'arrive pas à me détendre. Que faire ? »

LA RÉPONSE de la sage-femme

Il est sûr que tout remonte à la surface à l'arrivée du deuxième enfant. Ce n'est pas de l'enfant que vous avez peur mais de sa mise au monde. En effet, on a tendance à idéaliser l'accouchement et à se dire que ce sera le plus beau moment de notre vie. Mais parfois rien ne se passe comme prévu. Dans l'urgence et dans la douleur, la maman peut avoir l'impression qu'elle a échoué, qu'elle a manqué d'écoute de la part des professionnels de santé…

Même si c'est votre deuxième accouchement, ne faites pas l'impasse sur la préparation à la naissance. Plus vous vous sentirez préparée, mieux vous appréhenderez le jour J. Vous pouvez choisir une sage-femme thérapeute et lui confier toutes vos angoisses. Avec elle, durant la préparation à la naissance, vous allez pouvoir faire une rétrospective sur cet accouchement du début à la fin. Si bien qu'étape par étape elle pourra revenir sur les douleurs que peuvent entraîner certaines pratiques obstétricales, qui souvent ne sont pas expliquées. La sage-femme reste toujours la passeuse de vie, et son devoir est de vous donner confiance en vous pour cette deuxième naissance.

Vous pouvez également tenter d'autres méthodes de préparations relaxantes comme la sophrologie, l'hypnose ou le chant prénatal, qui vous aideront à vous détendre.

Cette première expérience a été douloureuse, mais chaque grossesse est unique, et chaque accouchement l'est aussi. C'est une autre histoire que vous allez vivre.

« Je suis enceinte de mon deuxième enfant et je n'arrive pas à tout gérer ! Entre le travail, le premier qui réclame beaucoup d'attention et mon couple qui n'est pas au beau fixe, j'ai peur de craquer ! Comment être mieux organisée ? »

LA RÉPONSE de la sage-femme

Attention au burn-out ! Vous devez vous préserver et profiter de cette grossesse. Une maman reposée et organisée est une maman agréable pour elle, sa famille et son couple. Non, vous ne pouvez pas tout faire, il va donc falloir apprendre à déléguer. Vous n'êtes pas irremplaçable !

Établissez un cahier des charges avec votre conjoint : qui fait quoi ? Osez lui demander de l'aide et guidez-le s'il n'a pas l'habitude de participer aux tâches quotidiennes. Si vos finances le permettent, n'hésitez pas à faire appel à une femme de ménage pour vous décharger et à une baby-sitter qui vous permettra de passer des moments en couple pour vous retrouver avant cette prochaine naissance.

Et surtout, dégagez du temps rien que pour vous ! Vous reviendrez à la maison avec le même travail à faire mais détendue grâce à une séance de sport (yoga ou pilates, idéal pendant la grossesse) ou un simple moment avec des amis 1 fois par semaine. Votre famille s'en rendra compte. Cette pause pour vous doit être dans votre emploi du temps et que personne ne s'y mette à la place !

Vous pouvez prendre aussi cette pause à la maison en faisant comprendre à la tribu que c'est votre moment. Faites-vous une playlist et mettez vos écouteurs avec minuterie sur 10 minutes. Cela signifiera pour tous : « ne pas déranger ».

« Je suis enceinte pour la première fois et je suis vraiment désorientée, triste... Je vis cette grossesse seule et j'ai peur que cela atteigne mon bébé. Que dois-je faire ? »

LA RÉPONSE du gynécologue

La grossesse n'est pas obligatoirement un moment magique et les patientes la vivent de façon très différente. Les hormones font de vous une autre personne. Certaines femmes, par exemple, sont horrifiées par le changement corporel que d'autres considèrent pourtant comme magnifique. La sensation de fragilité (mémoire, fatigue) est aussi parfois mal vécue par les femmes. Dans votre cas, le malaise ressenti est un mélange de passé, de présent (solitude) et de futur projeté. Ne culpabilisez pas. C'est le contexte de la grossesse qui est en cause, pas le bébé. La solitude que vous décrivez peut expliquer que vous ne trouviez pas nécessairement la grossesse merveilleuse !

En revanche, rassurez-vous. Il est très peu probable que votre état actuel nuise à votre grossesse. De plus, certains signes sont bien plus positifs que vous ne le croyez, comme votre inquiétude pour votre grossesse, qui renforce le lien que vous êtes en train de construire avec votre futur bébé. Je vous invite tout de même à en parler à la personne qui suit votre grossesse, même si cela vous semble difficile. Un suivi psychologique est souvent une très bonne réponse dans ces contextes compliqués. En effet, la grossesse peut faire remonter des angoisses inconscientes. C'est le moment de travailler sur votre histoire. Cela sera très utile pour la suite de votre grossesse et pour l'après-accouchement.

« Je termine mon 6e mois de grossesse. Depuis quelques jours, je me sens stressée, j'ai une boule dans le ventre et la gorge, comme une crise d'angoisse, et je pleure, je me sens très fatiguée... Quand je me repose, ça va mieux. Est-ce tout simplement les hormones ou bien autre chose ? »

LA RÉPONSE du gynécologue

Le 6e mois est un mois important dans votre grossesse. L'accouchement approche et des choses qui étaient jusque-là assez virtuelles (la maternité, le temps de l'après-accouchement, les relations avec le conjoint ou sa famille...) deviennent de plus en plus réelles.

Les changements psychologiques et physiologiques sont bien installés, mais dans votre vie quotidienne, on a tendance à oublier que vous attendez un enfant et que vous n'êtes plus tout à fait la même. Il est dans votre intérêt de faire comprendre à votre entourage que vous êtes enceinte et que cela demande un minimum d'aménagements. Avec un besoin de lenteur, de repos, et surtout de respect et de bienveillance !

En devenant plus présente physiquement, la grossesse vous met dans un état de vulnérabilité qui n'est pas toujours facile à surmonter. Les signes que vous évoquez sont ressentis par beaucoup de femmes : l'humeur change vite, ce qui est compliqué à gérer au quotidien. Par ailleurs, les nuits ne sont pas toujours faciles et la fatigue se ressent d'autant plus en journée. Ce mélange entre hormones, angoisses et fatigue fait que les frustrations qui passent habituellement ne passent plus. Les pleurs sont une suite logique. Le fait que ces signes s'améliorent lors du repos est de bon présage. N'hésitez donc pas à bien vous reposer !

« Mon conjoint ne souhaite pas assister à l'accouchement. Comment le convaincre de partager ce moment avec moi ? »

LA RÉPONSE de la sage-femme

Beaucoup d'hommes appréhendent l'accouchement et ne souhaitent pas y assister. Les raisons sont diverses : phobie du sang, angoisse de faire un malaise ou de ne pas supporter de voir sa femme souffrir... Certains ont également peur de ne plus retrouver de désir envers leur femme.

S'il est vraiment important pour vous qu'il soit présent le jour J, vous pouvez tenter de le rassurer en lui expliquant qu'il ne verra pas « tout » (il suffit qu'il se mette au niveau de vos épaules), qu'il ne sera pas obligé de couper le cordon et qu'il pourra sortir quand il voudra.

Mais n'insistez pas trop. Certains accouchements peuvent être impressionnants et, parfois mieux vaut que le papa ne soit pas là plutôt qu'il soit une source de stress pour vous et le personnel médical. Beaucoup d'hommes changent d'avis en cours de grossesse ou même au dernier moment, cependant, dans le feu de l'action, car ils sont portés par l'émotion et veulent finalement assister à la naissance. S'il maintient sa position, ne vous formalisez pas, il peut être présent autrement, en faisant du peau à peau avec bébé lorsqu'il sera là par exemple ou en vous chouchoutant une fois l'accouchement terminé. En revanche, prévoyez quelqu'un d'autre pour vous accompagner : une amie, une personne de la famille...

Sachez qu'en cas de césarienne programmée, l'autorisation pour assister à l'accouchement dépend de la maternité où a lieu l'accouchement. En revanche, en cas de césarienne d'urgence, votre conjoint (ou toute autre personne présente à vos côtés) n'aura a priori pas le droit d'assister à l'accouchement.

« Enceinte de 4 mois, je n'ai plus de désir pour mon conjoint. C'est une souffrance pour lui et pour moi. Comment retrouver la flamme sans me forcer à faire l'amour ? »

LA RÉPONSE de la sage-femme

Il est évident que, pendant la grossesse, vos désirs ne sont pas les mêmes. Votre conjoint doit être patient et le comprendre. Les hormones et le bébé qui vous habite vous envoient des informations sur vos besoins. Surtout, il ne faut jamais se forcer pour un acte amoureux. Les deux partenaires doivent être dans le désir, sinon c'est un acte physiologique pour faire plaisir à l'autre !

LA SEXUALITÉ PENDANT LA GROSSESSE

Durant la grossesse, il n'y a pas de règle en matière de sexualité : chaque couple est différent ainsi que chaque grossesse. En fonction du terme cependant, on observe de grandes tendances :

- **le 1er trimestre, les nausées et la fatigue peuvent couper court à tout désir sexuel chez la future maman. Certaines n'auront tout simplement pas la tête à ça ou craindront de nuire à leur grossesse. Mais, chez certaines futures mamans, les hormones vont jouer en faveur du désir sexuel.**
- **le 2e trimestre est généralement la période la plus propice à la vie sexuelle, avec parfois de véritables « fringales sexuelles ». Profitez-en !**
- **le 3e trimestre, il faut redoubler d'inventivité pour trouver des positions compatibles avec le gros ventre. À ce stade, l'orgasme peut entraîner quelques contractions, mais sans aucune conséquence.**

La grossesse modifie la manière dont on fait l'amour. Parfois il suffit de changer de position pour retrouver le plaisir (qui fera revenir le désir) ! Peut-être que la situation va évoluer maintenant que vous êtes dans le 2e trimestre. C'est la période propice à la redécouverte sexuelle pendant la grossesse.

Ce qui est important, c'est de conserver la tendresse et surtout la communication. Vous devez impérativement maintenir le dialogue pour ne pas vous enfermer dans des non-dits. Même s'il n'y a pas de rapport sexuel, il peut y avoir de la bienveillance, de l'empathie. Je pense que c'est cela que vous devez chacun comprendre. Les preuves d'affection et le maintien d'un contact physique (des massages, une balade main dans la main) préserveront un lien nécessaire.

« Lorsque j'ai des rapports sexuels, j'ai très mal au bas-ventre et au vagin. Est-ce normal ? Dois-je m'inquiéter ? »

LA RÉPONSE du gynécologue

Avoir des rapports douloureux est souvent signe de sécheresse vaginale, ce qui est fréquent pendant la grossesse, ou d'un col de l'utérus très bas. Si vous êtes stressée, cela peut également entraîner des sensations biaisées et une difficulté à la pénétration. Insister sur les préliminaires peut aider, tout comme l'usage de lubrifiants ou de gels. Certaines patientes peuvent également être sensibles au sperme qui peut donner des contractions ou avoir des contractions douloureuses pendant l'orgasme, mais ce n'est pas la majorité des cas.

En conclusion, n'hésitez pas à écouter votre corps. Si lors du rapport vous êtes mal à l'aise ou avez des douleurs, vous pourrez alors discuter avec votre partenaire de solutions pouvant vous permettre à tous les deux d'avoir une vie intime satisfaisante. Ce qui est sûr, c'est qu'à partir d'un moment, avec votre ventre proéminent, toutes les positions sexuelles ne pourront plus être au programme. Il faudra alors trouver de nouvelles façons, mieux adaptées aux changements de votre corps. La position préférée pendant la grossesse pour bon nombre de couples est la petite cuillère. Mais il n'y a pas que la pénétration qui procure du plaisir ! N'hésitez pas à explorer d'autres pratiques sexuelles (fellation, cunnilingus, 69...) qui vous permettront de maintenir une activité sexuelle épanouie pendant votre grossesse.

Si les rapports sexuels restent douloureux, et en cas de signes anormaux (écoulement vaginal, saignements, brûlures...), consultez votre gynécologue.

« Depuis le début de ma grossesse, mon mari refuse que nous ayons des rapports sexuels par peur de faire mal au bébé. Est-ce possible ? Nous n'osons pas en parler au gynécologue... »

LA RÉPONSE du gynécologue

Lorsqu'il s'agit du premier enfant, les questions sont nombreuses et les réponses parfois confuses : est-ce que la pénétration peut faire mal à mon enfant ? Le sperme déclenche-t-il l'accouchement ? Stop aux idées reçues !

Votre bébé ne risque absolument rien et vous pouvez sans problème continuer à avoir des rapports sexuels jusqu'à la fin de votre grossesse. D'un point de vue anatomique, rien ne peut arriver au bébé, qui est protégé dans l'utérus et dans la poche placentaire.

Mais, pour le futur papa, voir sa femme enceinte peut être déstabilisant, voire effrayant. Cette femme avec qui il partageait des plaisirs charnels n'est plus toute seule : vous êtes trois désormais.

ATTENTION ABSTENTION !

Il existe quelques contre-indications médicales aux rapports sexuels durant la grossesse :

- le placenta prævia, car les rapports peuvent occasionner des saignements ;
- la MAP, ou menace d'accouchement prématuré, car l'orgasme peut entraîner des contractions qui vont modifier le col de l'utérus ;
- si la poche des eaux est fissurée, il existe un risque infectieux.

Certains hommes ne voient plus qu'une mère à laquelle il est impossible de faire l'amour. Ils ont même des sentiments incestueux lors de rapports sexuels avec leur compagne. Il faut essayer de désacraliser la femme enceinte et de l'érotiser à nouveau. À vous aussi de lui montrer que vous en avez envie. Il y a juste quelques positions qui vous seront impossibles à faire, notamment en fin de grossesse, quand votre ventre prendra beaucoup de place. C'est le moment de donner libre cours à votre imagination et d'explorer d'autres pistes sensuelles !

Même si vous êtes pudiques, il ne faut pas hésiter à poser des questions à votre gynécologue ou sage-femme, qui sont là pour y répondre (et qui en ont vu d'autres !). En cas de contre-indication, ils vous donneront les précautions à prendre sans même que vous ayez à les demander.

« À l'origine très mince, j'ai pris beaucoup de poids depuis le début de ma grossesse. Depuis, j'ai du mal à être intime avec mon mari et j'ai peur que ces complexes ne pourrissent notre couple. Comment reprendre confiance ? »

LA RÉPONSE du gynécologue

En général, ne pas accepter de voir son corps changer pendant sa grossesse, alors que c'en est le principe même, est révélateur d'un blocage, d'un traumatisme ou d'une angoisse qu'il faut dénouer. Le mieux est d'en parler à un professionnel, un psychologue par exemple, pour accepter les changements et prendre avec sérénité la différence entre avant et après la grossesse. C'est un fait pour beaucoup de femmes, le corps n'est plus le même. Le bassin peut-être un peu plus large, les seins plus lourds ou au contraire rétrécir après l'allaitement : beaucoup de choses changent, et ce n'est pas pour autant que c'est pire, c'est juste différent. C'est précisément cette nuance, qu'il faut intégrer. Or, si déjà pendant la grossesse, les bouleversements physiques sont perturbateurs, c'est qu'ils révèlent un certain malaise qui ne s'arrangera pas forcément après l'accouchement. En effet, beaucoup de femmes avant leur première grossesse étaient minces, et se désolent de ne plus retrouver leur taille d'antan. Or, ce n'était pas forcément leur nature d'être mince, mais plutôt le résultat de restrictions alimentaires. Souvent, elles font l'erreur de manger pour deux pendant la grossesse et, en retrouvant une alimentation normale après l'accouchement, elles ne parviennent logiquement pas à retrouver leur ancienne silhouette… C'est un cas classique, même si les femmes qui parviennent à retrouver leur poids de forme sont tout aussi nombreuses !

LA NAISSANCE

La fin de grossesse est une période souvent mitigée pour la future maman : la fatigue s'installe, le corps se fait de plus en plus lourd, encombrant, douloureux. Après de longs mois, vous avez sûrement hâte de rencontrer enfin votre bout de chou… Si près du but, de nombreuses questions qui ont mûri durant ces 9 mois de grossesse se font encore plus présentes : vais-je aimer mon bébé ? À qui va-t-il ressembler ? Vais-je réussir à m'occuper de lui ?

Avant la grande rencontre, il y a un moment souvent redouté mais aussi attendu : l'accouchement. Surtout s'il s'agit du premier ! On a beau lire des choses, écouter les récits des amies, connaître – en théorie du moins – sur le bout des doigts son déroulement, impossible de l'imaginer sans l'avoir vécu. Pour les professionnels de la naissance également, chaque accouchement est différent. Mais toutes les conditions sont rassemblées pour qu'il se passe au mieux.

Les premiers jours avec bébé sont, eux aussi, parfois complexes. Il y a bien sûr la joie de tenir dans ses bras ce petit être tant attendu. De former avec le papa un couple de parents. De présenter sa merveille à ses proches. Mais il y a aussi cette fatigue qui peut être écrasante, les douleurs de l'après-accouchement, la peur de ne pas savoir faire, les gestes peu assurés à l'heure du bain et des soins, les incessantes questions sur son alimentation… Profitez de votre séjour à la maternité pour poser toutes vos questions aux professionnels des bébés. Organisation, repos, confiance en soi sont les maîtres mots pour faire de ses premiers pas de maman un succès !

L'accouchement

Fin d'une période et début d'une nouvelle vie, l'accouchement est à la fois l'apogée et le point de départ d'une longue aventure. Plus le terme approche, plus la future maman y pense, plus l'impatience et l'excitation sont palpables… et plus des inquiétudes peuvent surgir. C'est naturel : l'accouchement est un moment unique dans la vie d'une femme !

Préparer son accouchement

Certes, la préparation à l'accouchement ne fournit pas la baguette magique qui supprime les contractions tant redoutées ! Mais il serait dommage de s'en passer ou de la considérer comme une simple formalité du suivi de grossesse. Pour en tirer le plus grand bénéfice, choisissez votre préparation en fonction du type d'accouchement envisagé, de votre tempérament, des bienfaits que vous attendez de ces cours. Parmi un large panel, il y en a forcément une pour vous : préparation classique ou aquatique, haptonomie, sophrologie, yoga ou pilates prénatal, chant prénatal, etc. Certaines préparations sont centrées sur le contact avec le bébé, d'autres sur la gestion du stress ou de la douleur. La partie théorique sur le déroulement de l'accouchement fait aussi partie intégrante de cette préparation car mieux on est informé, moins les inquiétudes sont grandes. Ces séances sont aussi l'occasion d'évoquer avec sa sage-femme d'éventuelles inquiétudes quant à l'accouchement. C'est important pour le jour J : plus vous êtes crispée, angoissée, plus le travail risque de moins bien avancer car la peur est comme un obstacle au processus naturel de la naissance.

Reconnaître les signes du travail

Vais-je savoir reconnaître les signes du travail ? Et si j'arrive trop tard à l'hôpital ? Et si j'y vais pour rien ? Autant de craintes partagées par de nombreuses futures mamans. Rassurez-vous : les accouchements inopinés devant l'hôpital ou sur l'autoroute demeurent rares. Une première naissance dure en moyenne 8 à 10 heures, et 6 à 8 heures pour les suivantes... ce qui vous laisse largement le temps de vous rendre à la maternité ! Les jours précédant l'accouchement, quelques indices vous indiqueront peut-être que les choses se précisent : une sensation de pesanteur dans le bas-ventre, la perte du bouchon muqueux, par exemple. Ce ne sont pas des signes du travail à proprement parler, mais de petits détails qui montrent que votre corps se prépare. En revanche, deux signes indiquent le top départ du travail : la perte des eaux et/ou les contractions.

Dans le premier cas, difficile de passer à côté : la perte des eaux s'apparente à la perte d'un liquide transparent, sans odeur, comme de l'eau, en quantité équivalente à un grand verre d'eau. Une fois la poche des eaux rompue, direction l'hôpital car il existe alors un risque infectieux. De même, si vos sécrétions vaginales vous paraissent plus liquides et plus abondantes que d'habitude, consultez : il s'agit peut-être d'une rupture ou d'une fissure de la poche des eaux.

Quant aux contractions, il est assez facile de différencier les « vraies », celles du travail, de celles physiologiques de la fin de grossesse : les contractions de travail sont de plus en plus douloureuses et fortes, elles sont régulières… et ne passent pas. Lorsqu'elles surviennent toutes les 3 à 4 minutes depuis 2 heures, ou toutes les 5 minutes si vous avez déjà eu un ou plusieurs enfants, il est temps de partir à la maternité ! Mais il ne s'agit là que de moyennes données à titre indicatif, car les contractions du travail varient selon les mamans. Aussi, fiez-vous à votre instinct, d'autant que le jour J certains signes – grande fatigue ou au contraire surexcitation, petits désordres intestinaux – font sentir à la future maman que LE moment est venu !

L'accouchement étape par étape

Chaque accouchement est différent, toutefois le processus de la naissance suit toujours les mêmes grandes étapes.

La première phase est celle de la dilatation du col : de fermé, le col doit s'ouvrir jusqu'à 10 (cm ou doigts), soit la dilatation complète, indispensable pour que bébé puisse sortir. D'une durée de plusieurs heures (en fonction de différents facteurs tels que le nombre de naissances, le niveau d'activité de la mère durant le travail, les positions utilisées, le poids du bébé, etc.), c'est la phase la plus longue du travail. Régulièrement, la sage-femme évaluera la dilatation du col au moyen d'un toucher vaginal, et vérifiera que le bébé supporte bien les contractions grâce au monitoring posé dès le début du travail. Pour les mamans qui souhaitent bénéficier de la péridurale, c'est à partir d'un col à 3-4 qu'elle pourra être posée.

Une fois la dilatation complète atteinte, le bébé s'engage : il descend dans le bassin. Dilatation complète et engagement du bébé : les deux conditions sont réunies pour passer à la phase tant attendue appelée (peu joliment !) « expulsion ». Il s'agit tout simplement de la naissance du bébé, pour laquelle vous devrez « pousser » en suivant les directives de la sage-femme. Ce stade dure plus ou moins longtemps : certaines mamans n'auront qu'à pousser 2-3 fois, d'autres pendant une demi-heure... Parfois le gynécologue sera amené à vous donner un petit coup de pouce. Ça y est, votre bébé est enfin là, dans vos bras !

Mais reste une dernière étape : la délivrance. Il s'agit de l'expulsion du placenta, une étape suivie de près par la sage-femme afin d'éviter tout risque hémorragique.

« Je suis enceinte de 5 mois et demi et stressée à l'idée d'accoucher prématurément (mon travail est assez pénible, avec de longues stations debout). Y a-t-il de bonnes pratiques pour garder bébé bien au chaud jusqu'au bout ? »

LA RÉPONSE du gynécologue

Certaines conditions de travail effectivement sont un facteur favorisant un accouchement prématuré : longs trajets, charges lourdes à porter, stations debout prolongées. Dans votre cas, il faut sans doute envisager de vous arrêter rapidement. C'est une précaution nécessaire. Attention, cela ne veut pas dire que vous allez accoucher prématurément : certaines femmes travaillent jusqu'à la toute fin de leur grossesse (en guise de référence, aux États-Unis, les femmes n'ont quasiment pas de congé de grossesse) et il n'y a pas plus d'accouchements prématurés. D'autres femmes restent à la maison au repos toute la grossesse et peuvent accoucher prématurément.

Le travail n'est qu'un facteur parmi de nombreux autres pouvant entraîner un accouchement prématuré. Beaucoup de ces facteurs ne sont pas identifiés, mais le principal est un antécédent d'accouchement prématuré qui peut favoriser une récidive en cas de nouvelle grossesse. Le tabac, la prise excessive de café, le stress ou un événement traumatisant peuvent aussi être des facteurs déclenchants.

La surveillance de grossesse sert à dépister un raccourcissement du col qui pourrait être le signe d'une menace d'accouchement prématuré. Il faut bien sûr consulter si vous ressentez des contractions répétées et fréquentes ne cédant pas au repos ni à la prise de 2 comprimés de Spasfon®. La médecine progresse dans la prise en charge des menaces d'accouchement prématuré avec des médicaments efficaces pour les stopper, mais également dans la prise en charge des enfants nés prématurément.

Je comprends votre stress pour votre enfant, mais il ne semble pas y avoir d'élément rationnel faisant de vous quelqu'un à risque pour un accouchement prématuré. Parlez-en avec votre gynécologue qui saura vous rassurer lors du prochain examen.

ALITÉE PENDANT LA GROSSESSE, POURQUOI ?

Le repos strict peut être prescrit dans différentes situations, principalement pour éviter un accouchement prématuré :

- **si le col est modifié avant 8 mois (s'il se raccourcit et/ou s'ouvre de façon importante sous l'action de contractions trop prématurées), le repos et la position allongée vont permettre de limiter les contractions et d'éviter que le bébé n'appuie sur le col ;**
- **en cas de placenta prævia (situé près de l'orifice du col) persistant au 3e trimestre, il augmente le risque de saignements et d'hémorragies. La position allongée permet de limiter ce risque.**
- **en cas de malformations utérines, certaines pouvant entraîner des contractions précoces, et donc un accouchement prématuré.**

POSITIONS D'ACCOUCHEMENT

La position gynécologique est la plus courante, mais il existe de nombreuses autres positions tout aussi fonctionnelles pour accoucher. À envisager dans votre projet de naissance, en fonction de vos envies et besoins, de confort notamment.

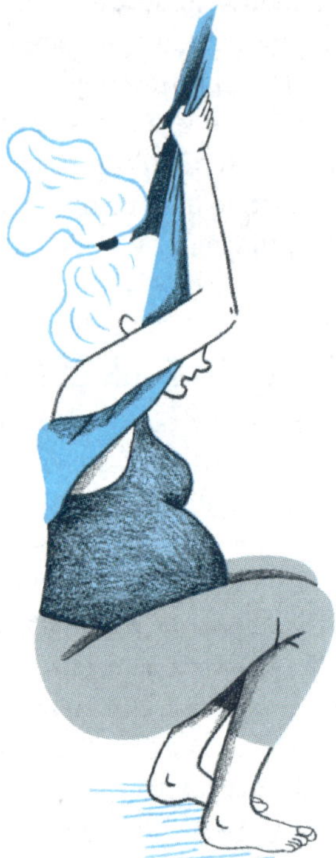

Position suspendue.

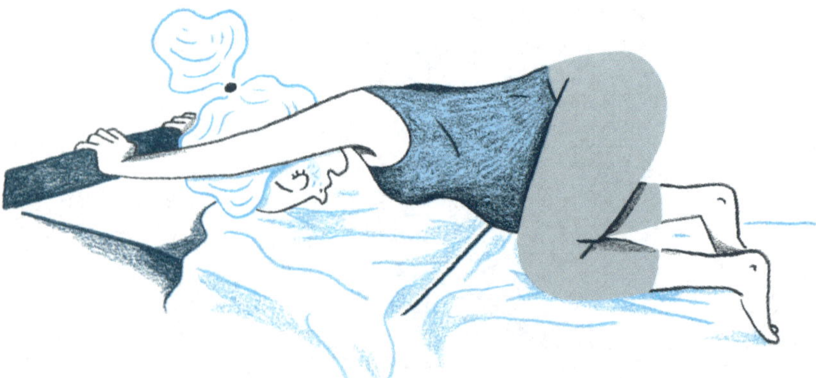

Position 4 pattes/à genoux.

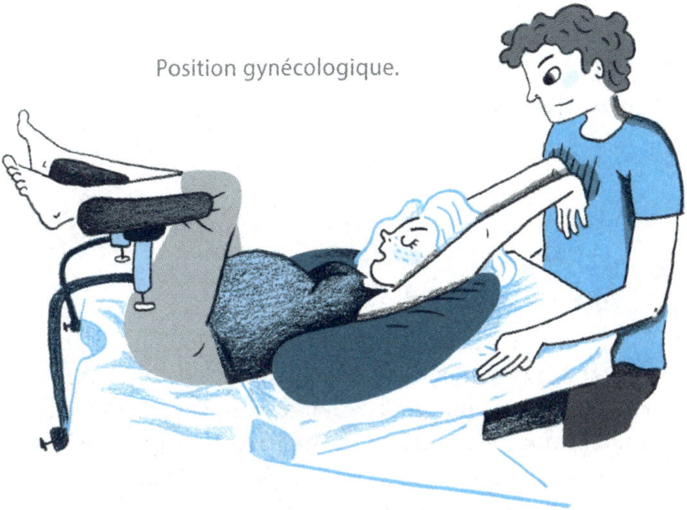

Position gynécologique.

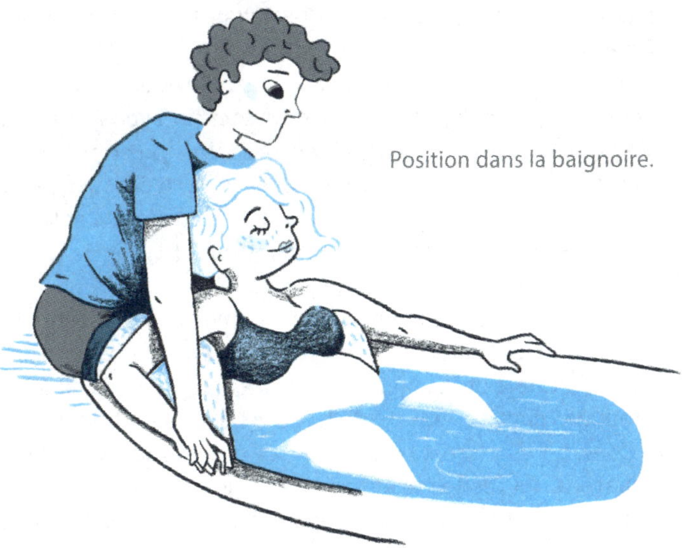

Position dans la baignoire.

« J'ai fait le choix d'accoucher sans péridurale, mais je redoute la douleur. Quelles sont les techniques pour apprendre à la gérer le jour J ? »

LA RÉPONSE du gynécologue

Il est normal et légitime d'appréhender la douleur et vous avez raison d'anticiper et de vous préparer au mieux à l'accouchement. Les cours de préparation à la naissance peuvent notamment aider à supporter les contractions grâce à des méthodes de respiration. En effet, elle est un élément essentiel : savoir rythmer sa respiration sur les contractions en un souffle lent permet de les canaliser en douceur...

Plus spécifiquement, la sophrologie, l'haptonomie et le yoga prénatal sont des techniques ayant fait preuve de leur efficacité.

Il est également possible d'accoucher autrement que dans la position gynécologique si la sage-femme qui vous accouche en a une certaine pratique et l'accepte. Des positions particulières à l'aide de ballons ou de balançoires d'accouchement (que l'on retrouve dans les salles d'accouchement « nature » de la plupart des maternités) permettent en effet de mieux pousser au moment de l'expulsion du bébé.

Il faut tout de même garder en tête que nous sommes inégaux face à la douleur, et que certaines femmes accoucheront sans péridurale et le toléreront très bien, tandis que d'autres auront des contractions douloureuses dès le début du travail. Le plus important est d'accepter les petits imprévus, de se préparer à toutes les éventualités et de bien se renseigner avant afin de dissiper vos appréhensions. C'est de cette façon que vous affronterez au mieux votre accouchement, en ayant confiance en vous et en vos capacités d'adaptation.

En effet, même si la grossesse est un processus naturel (3/4 des femmes dans le monde accouchent sans anesthésie), il peut y avoir des interventions médicales et, dans certains cas, la péridurale peut s'avérer obligatoire. Je vous conseille d'en discuter avec l'anesthésiste que vous serez amenée à rencontrer au 3e trimestre.

La meilleure façon de vivre son accouchement et sa grossesse est de ne pas se fixer d'objectifs, de ne pas croire que l'on accouchera de telle manière et d'aucune autre. Le danger est de n'avoir aucune flexibilité et, de ce fait, de ne pouvoir s'adapter à un changement de situation.

« J'ai eu une césarienne pour mon premier enfant… Est-elle inévitable pour le deuxième ou ai-je une chance d'accoucher par les voies naturelles ? »

LA RÉPONSE du gynécologue

Le fait d'avoir eu une césarienne rend votre utérus plus fragile. S'il est trop sollicité, il pourrait se déchirer et entraîner des saignements pour vous ou pour le bébé. On ne peut donc pas lui faire subir les mêmes choses que si vous n'aviez jamais eu de cicatrice. Par exemple, on ne peut pas utiliser les produits pour déclencher le travail par le vagin (prostaglandines). On ne peut pas non plus se permettre un travail trop long pour un accouchement par les voies naturelles.

Différentes techniques pour « prédire » l'accouchement par césarienne ont été essayées ces dernières années, comme la radiographie du bassin, la mesure de l'épaisseur de la cicatrice, la taille du bébé, la mesure de sa tête. Globalement, ces techniques sont décevantes et ont été abandonnées par l'essentiel des équipes obstétricales.

Il est possible d'accoucher par les voies naturelles après une césarienne à condition d'avoir un travail spontané (non déclenché) et rapide… en plus des précautions habituelles d'une patiente n'ayant jamais eu de césarienne (rythme cardiaque du bébé, par exemple).

Si vous accouchez à nouveau par césarienne pour cette grossesse, cela ne signifie pas que vous ne pourrez pas accoucher par voie basse la prochaine fois. Les dernières recommandations françaises permettent aujourd'hui, dans des conditions de sécurité, d'accoucher par les voies naturelles même si vous avez eu deux césariennes.

« Mon gynécologue a constaté que mon col de l'utérus était trop dilaté. Est-ce dangereux pour mon bébé ? Ma grossesse va-t-elle se poursuivre normalement ? »

RÉPONSE du gynécologue

L'examen du col de l'utérus est à interpréter en fonction du terme de la grossesse et du nombre d'accouchements précédents.

S'il s'agit de votre 1re grossesse et que vous êtes au 6e mois, il va falloir vous mettre au repos strict. En revanche, s'il s'agit de votre 3e grossesse et que vous avez passé le 8e mois, c'est normal.

De plus, tout dépend si votre col est dilaté de l'extérieur ou de l'intérieur, s'il est long ou court, s'il est mou ou dur, très en arrière ou vers l'avant...

Si votre gynécologue était réellement inquiet, il vous aurait hospitalisée pour une menace d'accouchement prématuré, ce qui ne semble pas être le cas. Il a par ailleurs dû vérifier la longueur de votre col par échographie. Donc pas de panique, vous êtes surveillée et, en cas de réel problème, il existe des traitements.

La surveillance ne sera pas plus soutenue, il faut seulement que vous soyez attentive aux contractions et que vous n'hésitiez pas à consulter si elles sont trop rapprochées (toutes les 30 minutes ou plus) et ne cessent pas à la prise de Spasfon®.

Si vous travaillez, c'est au gynécologue d'apprécier avec vous la nécessité de vous arrêter. Il déterminera la mise en route d'un traitement en fonction du degré de menace d'accouchement prématuré. Posez-lui la question si cela vous tracasse mais, si aucune mesure n'a été prise, c'est que l'examen n'est pas inquiétant.

« Depuis le début de ma grossesse, je redoute d'avoir une épisiotomie... Est-il possible de l'éviter ? »

RÉPONSE du gynécologue

Votre crainte est compréhensible mais... peu justifiée. Il fut un temps où l'on pensait qu'il était indispensable de faire des épisiotomies à toutes les femmes accouchant par voie basse, afin de faciliter l'accouchement et d'éviter les déchirures vaginales et du sphincter de l'anus... Ce qui s'est avéré absolument inefficace.

Par la suite, le monde médical a estimé qu'il ne fallait plus du tout en faire... ce qui n'était pas non plus la solution adaptée. Nous sommes donc parvenus à la conclusion que l'épisiotomie peut se révéler nécessaire dans des cas bien particuliers (5 % à 10 % selon les maternités) pour lesquels la décision se prend au moment même de l'accouchement.

Il existe bien entendu des solutions préventives. La première est de parler de votre crainte à la sage-femme qui vous fera accoucher, elle sera sensible à vos propos et essaiera dans la mesure du possible de l'éviter.

Certains dispositifs sont utilisables sans professionnel de santé : il existe ainsi un ballonnet que l'on insère dans le vagin et que l'on gonfle de façon progressive. Le but est d'assouplir le périnée en douceur (marque Epi No®, appareil Delphine +) afin d'éviter l'épisiotomie.

Un point d'acupuncture sur le périnée lors de l'accouchement permet également de le détendre au moment de la sortie de la tête du bébé, mais cela nécessite que la sage-femme qui vous accouche y soit formée.

D'autre part, un massage régulier du périnée (voir encadré) avant l'accouchement peut être aussi utile.

Si malgré tout vous ne pouvez y échapper, sachez que le but est de vous éviter une plus grande déchirure ou de faciliter la sortie de votre bébé, que dans 99 % des cas la femme ne s'en rend pas compte, son attention étant portée sur les contractions et les efforts de poussée. De plus, c'est une zone qui cicatrise bien et rapidement.

SOIGNER SON PÉRINÉE DURANT LA GROSSESSE

Avant la grossesse, on ignore généralement tout du périnée, cet entrelacs de muscles et de ligaments qui soutient, tel un hamac, notre sphère intime. Pourtant il va être mis à rude épreuve durant la grossesse avec le poids du bébé, puis le jour J afin de le laisser passer. Pendant la préparation à l'accouchement, des exercices de contraction-relâchement vous permettront de localiser le périnée et de le tonifier. Un massage quotidien du périnée à compter du début du 8e mois va l'aider à se détendre en vue de l'accouchement. En pratique : enduisez vos pouce et index d'huile (spéciale périnée ou d'amande douce), puis commencez par un massage externe en exerçant des effleurages circulaires sur la zone de peau située entre la vulve et l'anus. Enfin, introduisez votre pouce dans le vagin et massez en exerçant des pressions sur les parois vaginales.

« Je suis à 6 mois et demi de grossesse et j'ai des contractions douloureuses (une dizaine par jour). J'ai aussi un rythme soutenu entre le travail et les trajets... Dois-je m'inquiéter ? »

LA RÉPONSE du gynécologue

Ce que vous décrivez est assez fréquent. Dans l'essentiel des cas, ces épisodes sont bénins. On tolère habituellement environ 10 à 15 contractions par jour en fonction du terme, de leur fréquence (régulière), de l'aspect douloureux ou non. Malheureusement, la description des contractions utérines est assez peu fiable pour prédire le risque d'accouchement prématuré.

Par exemple, dans les cas extrêmes (hospitalisation pour contractions utérines et modification du col à l'examen), la moitié des patientes dépasse le terme de 9 mois de grossesse. Lors d'épisodes de menace d'accouchement prématuré (contractions régulières et douloureuses) justifiant une consultation, les contractions finissent par passer d'elles-mêmes chez 1 femme sur 3.

Pour le moment, l'obstétrique traditionnelle reste un peu divinatoire sur le risque d'accouchement prématuré : le toucher vaginal est lui aussi peu fiable et rend son utilisation systématique très discutable.

LE CONGÉ PATHOLOGIQUE

En cas de contractions fréquentes, de fatigue, de conditions de travail pénibles, de longs trajets, votre médecin ou sage-femme pourra vous arrêter un peu plus tôt que le congé maternité. Ce congé peut être prescrit en une ou plusieurs fois, mais dans la limite de 2 semaines maximum. Ce sont les « 15 jours patho ».

On a donc tendance à être assez protecteur dans ce contexte puisqu'il est difficile de faire la part des choses entre contractions sans conséquence et contractions à risque.

Il est vraiment possible que vos contractions n'aient que très peu d'impact sur votre grossesse et qu'il n'y ait pas de risque d'accouchement prématuré. Seul l'examen (échographie du col, test à la fibronectine ou test PartoSure...) permettra à la sage-femme ou au médecin qui suit votre grossesse de faire le point avec vous sur ce que vous décrivez. La prise en charge ultérieure dépendra de l'évaluation : repos, arrêt de travail, surveillance par une sage-femme à domicile...

LES DIFFÉRENTS TYPES DE CONTRACTIONS

Durant une contraction, l'utérus se contracte, le ventre durcit et des douleurs semblables à celles des règles (mais plus fortes !) se font sentir, allant parfois jusqu'à couper le souffle. Selon le stade de la grossesse, on distingue :

- les contractions physiologiques de fin de grossesse, dites de Braxton Hicks, légères, peu douloureuses et qui ne durent pas. Ce sont des contractions qui préparent l'utérus à l'accouchement ;
- les contractions précoces : un rythme de vie effréné, des temps de transport longs, la fatigue peuvent entraîner ce type de contractions. Quatre ou cinq par jour ce n'est pas inquiétant, mais votre corps vous lance un appel : vous reposer ! Au-delà d'une dizaine par jour, une consultation s'impose car elles risquent de modifier le col ;
- les contractions du travail, qui se caractérisent par une intensité croissante : elles sont de plus en plus longues, douloureuses et rapprochées, laissant à la maman peu de répit en fin de travail. Mais c'est pour la bonne cause : ce sont elles qui vont permettre au col de s'ouvrir.

« Je suis à 8 mois de grossesse et mon bébé ne s'est toujours pas retourné… Quelles sont les conséquences pour le jour J ? »

LA RÉPONSE du gynécologue

Votre bébé est donc pour le moment en siège (il a les fesses en bas). Lors d'un accouchement par le siège, le problème est que le diamètre le plus important (la tête) passe en dernier, contrairement à une présentation céphalique (la tête en bas). Dans des cas exceptionnels, le corps pourrait descendre, mais pas la tête.

Au début des années 2000, on recommandait une césarienne lors d'une présentation du siège. Il s'avère qu'en réalité un accouchement par les voies naturelles n'est pas plus risqué qu'un accouchement par césarienne !

La meilleure façon d'accoucher par le siège est d'avoir un enfant pas trop gros avec une tête bien fléchie, les pieds proches de la tête, un travail naturel et rapide, et une patiente ayant déjà accouché par les voies naturelles. Sur cette base, en fonction des équipes obstétricales, l'accouchement par le siège sera autorisé ou non.

Au 8e mois, il est encore possible que le bébé se retourne tout seul, même si plus le terme avance, plus les chances qu'il le fasse sont faibles. Votre praticien pourra vous proposer de « retourner » le bébé grâce à une manœuvre externe (en mettant les mains sur votre ventre). Cela a pour but de faire tourner le fœtus en massant de manière circulaire votre utérus. Dans la moitié des cas environ, la tête se retrouve ensuite en bas.

Dans le cas contraire, il est habituel de proposer une radiographie du bassin et une discussion avec la maman sur le mode d'accouchement.

« J'ai entendu que le forceps pouvait être responsable de certains retards mentaux. Est-ce vrai ? Puis-je demander à ne pas y avoir recours ? »

LA RÉPONSE du gynécologue

On utilise le forceps parce que le bébé ne descend pas bien dans le bassin ou que d'autres problèmes (le rythme du cœur, par exemple) imposent une naissance plus rapide. Les « cuillères » (on le surnomme ainsi) s'appliquent autour de la tête du bébé pour faire une sorte de toboggan. Si l'on n'utilise pas le forceps, le bébé va rester trop longtemps dans le bassin et il risque de souffrir (et donc d'avoir un problème psychomoteur). Le forceps remplace l'expression utérine (appuyer sur le fond de l'utérus) qui est une manœuvre dangereuse.

En ce sens, le forceps est donc un outil qui permet de limiter le risque de retard psychomoteur (retard mental est un terme péjoratif, même s'il est beaucoup utilisé. Il ne correspond pas vraiment à la réalité). Chaque obstétricien utilise les instruments qu'il maîtrise le mieux. Pour certains, c'est le forceps ; pour d'autres, la ventouse ou les spatules. Chaque instrument mis dans de mauvaises mains peut donner des problèmes. Demander à un violoniste de jouer du piano ou du trombone n'est peut-être pas la meilleure chose à faire. En médecine, c'est pareil… Même si cette pratique est impressionnante, elle est utile et nécessaire dans certains cas. Demander à ne pas y avoir recours expose donc à plus de risques que de bénéfices. Pour vous rassurer, vous pouvez en parler au praticien qui suivra la fin de votre grossesse afin qu'il puisse noter cette crainte dans votre dossier.

LES GESTES ET INSTRUMENTS POUR AIDER BÉBÉ À NAÎTRE

Lorsque bébé souffre ou que la maman peine à pousser, l'équipe médicale peut recourir à différents gestes pour accélérer la naissance :

- l'épisiotomie consiste à pratiquer une incision de quelques centimètres sur le périnée afin d'agrandir l'orifice de la vulve et de faciliter ainsi la sortie du bébé. Elle peut être pratiquée si le périnée paraît peu élastique, ou si bébé souffre. Naguère réalisée quasi systématiquement en cas de 1er accouchement, l'épisiotomie est aujourd'hui pratiquée avec plus de parcimonie… même s'il existe de fortes disparités selon les établissements ;
- la ventouse obstétricale est constituée d'un petit bonnet (cupule) en silicone relié à un tuyau, lui-même rattaché à une pompe. Le médecin peut l'utiliser au moment de l'expulsion en cas de souffrance fœtale, lorsque la tête du bébé ne progresse plus, pour la faire fléchir ou pour aider la maman épuisée de pousser ;
- le forceps se présente sous la forme de deux cuillères en acier qui sont placées de chaque côté de la tête du bébé. Il a la même fonction que la ventouse, à la différence qu'il permet une force de traction plus grande.

« Je pense avoir perdu le bouchon muqueux. Comment en être sûre ? Est-ce le signe que je vais bientôt accoucher ? »

LA RÉPONSE du gynécologue

Ce qu'on appelle « bouchon muqueux » est en fait un amas de glaire cervicale translucide ou blanche qui obstrue le col de l'utérus. Il s'épaissit tout au long de la grossesse sous l'influence des hormones. En fermant le col, le bouchon muqueux forme une barrière pour protéger le bébé des bactéries et des germes présents au niveau du vagin. Il permet aussi de protéger les membranes des mouvements mécaniques. Cette glaire épaisse peut ressembler à un « bouchon » parce qu'elle est souvent compacte et opaque.

Si vous avez eu des contractions et que celles-ci ont eu une action sur le col, la glaire peut tomber et donner ce « bouchon muqueux ». Il ressemble un peu à une « gelée » parfois mélangée à un peu de sang. C'est parfaitement normal, ne vous inquiétez pas. Souvent translucides, parfois rosées, ces pertes peuvent aussi être grises ou brunâtres. Si on devait comparer la consistance d'un bouchon muqueux, ce serait à celle d'un blanc d'œuf cru.

Cela ne veut pas forcément dire que vous allez accoucher, et ce n'est pas une étape obligatoire de la grossesse : certaines femmes ne se rendent même pas compte de la perte de leur bouchon muqueux. Cela signifie simplement que vos contractions ont eu une efficacité sur le col. On peut retrouver cela au début d'un travail normal, mais aussi de ce que l'on appelle un « faux travail ». Seules les heures qui suivent la perte du bouchon muqueux nous permettront de dire s'il s'agit bien d'un vrai travail ou d'une fausse alerte...

« Quand dois-je avoir fini ma valise et dois-je la prendre avec moi à chacun de mes déplacements lors du 9e mois ? »

LA RÉPONSE de la sage-femme

Il n'y a pas de date précise, mais il est préférable que votre valise pour la maternité soit prête dès votre 8e mois de grossesse. Pensez-y au fur et à mesure pour que tout soit prêt le jour de l'accouchement. En effet, entre les choses à acheter (si c'est votre premier, la liste est longue !) ou à se faire prêter et les vêtements à laver, cela risque de prendre un peu de temps.

Pour organiser au mieux votre valise, je vous recommande de faire des petites pochettes (cela peut être dans des sacs congélation, par exemple), une par jour avec à l'intérieur : un body, un pyjama, une paire de chaussettes pour le bébé. Cela vous évitera de chercher quoi que ce soit, et même si ça paraît anodin, on a déjà tellement de choses à penser avec un nouveau-né que tout est bon à prendre !

À partir du 9e mois, vous pouvez accoucher à n'importe quel moment. Sans pour autant trimballer votre grosse valise au moindre déplacement, vous pouvez prévoir un petit sac à part avec le nécessaire pour la salle d'accouchement, à savoir : un tee-shirt dans lequel vous vous sentez à l'aise pour accoucher, des chaussettes, un brumisateur, les documents administratifs nécessaires, et la tenue de naissance de votre bébé. Ainsi, si vous dînez chez des amis et que vous perdez les eaux par exemple, vous pourrez vous rendre directement à la maternité. Votre conjoint pourra ensuite aller chercher la valise complète, une fois que vous serez entre les mains du personnel médical.

LA VALISE DE MATERNITÉ

VÊTEMENTS POUR MAMAN : 3 chemises de nuit (ouvertes devant, si vous allaitez),1 peignoir ou robe de chambre et des chaussons, 2 serviettes de bain, des tenues amples et faciles à enfiler, des culottes jetables, 1 petite laine, quelques paires de chaussettes. Si vous allaitez, n'oubliez pas des soutiens-gorge d'allaitement et de la pommade pour vos mamelons.

POUR VOTRE TROUSSE DE TOILETTE : 1 savon intime, 1 brumisateur, 1 bouillotte ou 1 cold patch pour l'épisiotomie, des serviettes hygiéniques spéciales maternité.

VÊTEMENTS POUR BÉBÉ : 6 body, 5 bavoirs, 5 brassières, 5 langes, 3 gilets, 1 bonnet, 2 serviettes de toilette, 6 pyjamas ou grenouillères, 4 paires de chaussettes ou chaussons, 1 tenue pour la sortie de la maternité, 1 nécessaire de toilette, sans oublier des lingettes, de la crème pour le change…

LES DOCUMENTS À EMPORTER : votre carnet de santé, le livret de famille, votre carte de groupe sanguin avec facteur rhésus, votre carte Vitale, votre numéro d'allocations familiales, le résultat d'analyse et la fiche d'anesthésiste.

Le retour à la maison avec bébé

Après 9 mois d'attente, bébé est enfin là ! Mais il faudra encore quelques semaines à votre corps pour clore ce chapitre grossesse. Un temps d'adaptation sera également nécessaire à tous les membres de votre nouvelle petite famille pour que chacun trouve ses marques. Afin de faciliter cette nouvelle vie, mieux vaut avoir anticipé et organisé en amont tout ce qui peut l'être. Il y aura bien d'autres surprises !

Un corps éprouvé par l'accouchement

Bébé est né, mais votre corps a encore du travail pour récupérer après ces 9 mois d'intenses changements physiologiques et cette épreuve physique qu'est l'accouchement. Ce sont les fameuses « suites de couches ». Après avoir assuré la protection de bébé durant toute la grossesse, votre utérus va devoir retrouver sa taille et sa position initiales. Les tranchées vont l'y aider : il s'agit de contractions, moins douloureuses que celles de l'accouchement – rassurez-vous – , mais assez pour parfois nécessiter la prise d'un antalgique, surtout chez les mamans allaitantes ou multipares. Lors de votre séjour à la maternité, la sage-femme vérifiera chaque jour ce processus nommé « involution utérine ». Elle contrôlera également la quantité et l'aspect des lochies, ces saignements qui permettent au corps de se débarrasser de tous les résidus de la grossesse et qui durent, selon les femmes, de quelques jours à 6 semaines. Si vous avez eu une épisiotomie ou une césarienne, la sage-femme vérifiera sa bonne cicatrisation. Du côté des hormones, c'est aussi le grand chamboulement... Alors qu'elles vous ont soutenue durant 9 mois –, tout en vous causant bien des soucis ! –, leur chute après l'accouchement vous donne un sacré coup au moral. Ce bouleversement hormonal est pour beaucoup dans le fameux baby-blues, petite période de mal-être transitoire.

Profiter du séjour à la maternité

Compte tenu des coupes budgétaires, le séjour à la maternité est de plus en plus court. Pour certaines mamans qui apprécient peu l'univers aseptisé de l'hôpital et n'ont qu'une hâte : rentrer à la maison, c'est tant mieux. D'autres en revanche trouvent ce séjour bien trop court avant de sauter dans le grand bain et de se retrouver seules avec ce tout petit bébé ! Dans tous les cas, profitez au mieux de cette parenthèse durant laquelle vous n'avez pas à gérer la maison pour vous reposer et faire connaissance en tête à tête avec votre bébé. Appuyez-vous sur l'équipe médicale spécialiste des bébés : n'hésitez pas à poser aux puéricultrices toutes les questions qui vous passent par la tête. Avec un premier bébé, tous les gestes sont à apprendre, aussi sollicitez leur aide pour le bain, le change, les soins du cordon, les bonnes positions pour l'allaitement, pour le coucher, etc. Si vous êtes épuisée, vous pouvez, dans certaines maternités, laisser votre bout de chou à la nursery la nuit afin de recharger vos batteries. De même, n'hésitez pas à faire part de vos doutes et de vos peurs. Une oreille attentive et bienveillante peut être d'une grande aide les jours après l'accouchement. Cette présence professionnelle à la maternité n'est pas une intrusion dans votre rôle de maman ; envisagez-la plutôt comme une aide précieuse pour vous guider dans vos premiers pas. Vous aurez vite fait de vous trouver seule aux commandes !

Anticiper le retour à la maison

Le quotidien avec un bébé, cela s'apprend sur le tas : il n'y a pas d'études de « parentalité » ni de mode d'emploi de bébé ! Toutefois, pour faciliter cet apprentissage, mieux vaut avoir anticipé au maximum le retour à la maison afin de pouvoir se consacrer entièrement à bébé… et se reposer durant ses siestes. Cela passe par la préparation sa chambre, son trousseau, sa table à langer avec tout ce qu'il faut pour le change (couches, produits), la baignoire, la poussette, le siège auto (sans oublier de bien étudier le mode d'emploi !), les biberons et tout le nécessaire, les faire-part, etc. Pensez également à trouver un pédiatre (ou, à défaut, un bon médecin généraliste) pour la visite des 10 jours. Même si vous êtes habituellement une fine cuisinière et une fée du logis, les premières semaines avec un nouveau-né, relâchez un peu la pression côté cuisine et ménage. La priorité : bébé ! Et quand il dort : vous reposer ! C'est la clé pour tenir les premières semaines, parfois éprouvantes. N'hésitez pas également à vous faire aider par votre entourage, si toutefois vous vivez bien la présence de vos proches dans votre petit cocon.

Une relation à créer, une place à trouver

Vous avez porté votre bébé durant 9 mois, l'avez imaginé et attendu avec impatience, mais la réalité peut se révéler plus complexe que vous ne le pensiez. Il faut dire que les circonstances n'aident pas ! Entre les variations des taux d'hormones, les douleurs, la mise en route de l'allaitement, la fatigue, la sensation de se retrouver le ventre « vide » et les craintes face à vos nouvelles responsabilités de parents... il est tout à fait naturel d'osciller entre joie, épuisement et inquiétude. La naissance d'un enfant est un véritable tsunami pour le corps... et la tête ! Il faut un peu de temps à tout le monde pour prendre ses marques : à vous en tant que maman, à votre bébé dans ce monde nouveau pour lui, au papa vis-à-vis de son enfant, vis-à-vis de vous qu'il découvre en tant que maman... Au sein de ce triangle, de nouvelles relations sont à créer et chacun doit y trouver sa place. Cela peut prendre un peu de temps. Au début également, vos gestes avec bébé vous paraîtront maladroits, et tout sera prétexte à question : a-t-il trop chaud, trop froid ? Pourquoi ses mains sont rouges ? Pourquoi a-t-il des sursauts, faut-il le réveiller ? Parfois, bébé pleurera malgré la couche changée et le ventre bien rempli. Rappelez-vous que, pour lui aussi, la venue dans cet environnement peut être vécue comme une agression par rapport au cocon in utero. La lumière, le froid, la douleur, la faim sont autant d'épreuves pour lui. Il lui faut donc aussi un peu de temps pour s'acclimater. Vos bons soins, votre présence bienveillante et votre amour sont les meilleurs moyens pour l'accompagner dans sa nouvelle vie.

« J'ai accouché il y a 5 jours et mon épisiotomie me fait beaucoup souffrir. Comment me soulager ? Est-ce que cela cicatrise vite ? Vais-je devoir faire retirer mes fils ? »

LA RÉPONSE du gynécologue

Il est tout à fait normal que l'épisiotomie soit pénible les premiers jours après l'accouchement. La douleur varie selon l'importance de celle-ci et la sensibilité de chacune, mais elle dure en moyenne une dizaine de jours. Parfois, un petit hématome ou des hémorroïdes viennent accentuer la douleur. Vous souffrez peut-être aussi de petits abcès aux points d'ancrage des fils. Une petite bouée en caoutchouc à glisser sous les fesses peut vous soulager car elle évitera les frottements désagréables.

L'épisiotomie devrait cicatriser toute seule d'ici à quelques jours. Inutile de mettre de la pommade, cela est même déconseillé : il faut éviter la macération. En revanche, une bonne hygiène est nécessaire car en plus de la cicatrice, il y a les saignements qui suivent l'accouchement : utilisez un gel antiseptique (type Saforelle) et séchez bien la zone à l'aide d'une compresse stérile après chaque douche et chaque passage aux toilettes.

Vous pouvez contrôler l'état de votre cicatrice à l'aide d'un petit miroir. Si la sage-femme ou l'obstétricien a employé des fils résorbables (les plus couramment utilisés), ils vont disparaître tout seuls. Sinon, ils vous seront retirés. Si vous sentez une gêne, ou que ça ne sèche pas, n'hésitez pas à aller consulter. Le gynécologue pourra éventuellement couper le ou les fils qui dépassent et vous prescrire des anti-inflammatoires ou des analgésiques en cas de fortes douleurs.

« J'ai eu une césarienne il y a 2 semaines. Peut-on aider à la cicatrisation et éviter qu'elle ne se voie ? »

LA RÉPONSE de la sage-femme

Aujourd'hui, les cicatrices de césarienne sont généralement très bien réussies et ne se voient presque plus en très peu de temps. Cependant, il faut bien en prendre soin. Au quotidien, vous pouvez la nettoyer à l'eau et au savon lors de votre toilette au moins 1 fois par jour. Seule la douche est autorisée les premières semaines. Les bains (ou la piscine) sont interdits avant la fin du 1er mois. L'exposition au soleil est fortement déconseillée au moins la première année.

Pour faciliter et accélérer la cicatrisation, vous pouvez opter pour un traitement homéopathique, par exemple une application locale 2 ou 3 fois par jour de teinture mère de Calendula diluée dans l'eau. Des crèmes cicatrisantes ou un peu d'huile d'amande douce pourront également vous être conseillées en cas de besoin, mais après la disparition ou le retrait des fils ou des agrafes.

Il est aussi possible que votre cicatrice vous démange et tiraille jusqu'à 2 mois après l'opération. C'est normal et fréquent. Les différentes couches de tissus incisées ne cicatrisent pas toutes à la même vitesse, et les terminaisons nerveuses y sont nombreuses. La zone autour de la cicatrice peut en outre rester insensible durant plusieurs mois. Si votre cicatrice devient rouge, gonflée et douloureuse environ 15 jours après l'opération, il est possible que vous ayez une petite infection. Consultez votre médecin.

« J'ai accouché il y a 3 semaines et depuis je suis complètement épuisée. Comment faire pour retrouver de l'énergie ? »

LA RÉPONSE du gynécologue

Il est normal d'être fatiguée après un accouchement, surtout quand il a duré de nombreuses heures. Votre corps vient d'être soumis à rude épreuve, vous manquez de sommeil et la chute d'hormones post-accouchement n'aide pas à retrouver la forme. Vous faites peut-être un petit baby-blues, qui devrait rapidement s'envoler, une fois que vous aurez pris vos marques. Des médicaments homéopathiques comme *Ignatia* 15CH peuvent vous aider. Soyez bienveillante avec vous, ne culpabilisez pas. Profitez de ce moment de flottement avant de revenir complètement à la « vie normale ».

N'hésitez pas à demander de l'aide à vos amis, vos parents et bien sûr au papa : ils peuvent vous remplacer auprès du bébé pour que vous puissiez vous reposer ou vous échapper de la maison. Vous en reviendrez sereine et tellement heureuse de retrouver votre petit bout. Laissez un peu de côté les tâches quotidiennes et dormez autant que possible en même temps que votre bébé. Cela vous permettra de récupérer un peu les nuits entrecoupées.

Si vous avez des pertes de mémoire liées au surmenage et à la fatigue, vous pouvez avoir recours à l'homéopathie (par exemple *Phosphoricum acidum* 15CH: 5 granules 2 fois par jour durant quelques jours).

Vous pouvez également tenter l'acupuncture ou la naturopathie. Vous faire masser pendant 1 heure vous permettra de recharger les batteries. Pour le bien et l'équilibre de toute la famille !

« Je pensais être heureuse et je suis complètement déprimée depuis que j'ai accouché il y a 5 jours ! Je pleure pour un rien... Est-ce normal ? »

LA RÉPONSE de la sage-femme

La bonne nouvelle, cette réaction est tout à fait normale ! Vous êtes sûrement en train de faire un petit baby-blues. Il apparaît le plus souvent 3 jours après la naissance et dure généralement de 24 à 48 heures, vous devriez donc être rapidement débarrassée de ces angoisses et crises de larmes. Cette manifestation postnatale ne doit pas être redoutée et les mamans devraient être mieux préparées à ce bouleversement. On pense qu'il est dû à la chute massive des hormones œstroprogestatives après l'accouchement. Mais c'est aussi le moment où la mère perd le bébé imaginé pendant la grossesse, qui est rarement conforme à la réalité... Un décalage parfois mal vécu. La sortie de la maternité est le moment le plus délicat car on se retrouve confrontée à la réalité et à ces nouvelles (et lourdes) responsabilités, en plus de l'extrême fatigue de l'accouchement et des nuits agitées qu'impose un nouveau-né.

L'important pour surmonter cette période est de ne pas s'isoler. Vous ne devez pas avoir honte, la plupart des mamans passent par là. N'hésitez pas à en parler au personnel médical de la maternité, qui saura trouver les mots pour soulager votre mal-être passager. Vous pouvez également aller à la PMI (centre de protection maternelle et infantile) à côté de chez vous afin de trouver des conseils et du soutien. Enfin, votre entourage est là aussi pour vous aider ! Que ce soit votre conjoint, votre famille ou vos amis, chacun a son rôle à jouer !

BABY-BLUES ET DÉPRESSION POST-PARTUM, QUELLE DIFFÉRENCE ?

Le baby-blues apparaît dans les 3 à 10 jours après l'accouchement. Hypersensibilité, pleurs sans raison, insomnies, irritabilité caractérisent ce trouble qui touche de 30 % à 75 % des mamans. En cause : la chute des hormones, le manque de sommeil, la fatigue, les nouvelles responsabilités… Heureusement le baby-blues est passager et ne dure que 2 semaines maximum. À la différence de la dépression post-partum (DPP) qui, elle, perdure si elle n'est pas traitée. Moins fréquente, elle est en revanche plus grave. Elle survient généralement plus tard (4 à 8 semaines après l'accouchement) et se manifeste par un sentiment de dévalorisation et d'épuisement, une culpabilisation excessive, une anxiété, parfois un désintérêt envers le bébé. Elle peut nuire à la santé de la maman, mais aussi à sa relation avec le bébé. Si vous vous reconnaissez dans les symptômes de la DPP, parlez-en à votre médecin ou sage-femme : il ne faut pas rester seule avec cette souffrance.

« Finalement, je ne souhaite pas allaiter.
Vais-je avoir une montée de lait ?
Comment l'arrêter alors ? »

LA RÉPONSE du gynécologue

Les médicaments classiques pour empêcher la montée de lait (Bromokin, Parlodel, Arolac...) ont récemment été réévalués : ils ne devraient plus être donnés à la femme ne souhaitant plus allaiter du fait de leur dangerosité potentielle. Pas de panique : dans la majorité des cas, avec quelques conseils, il est facile de gérer la montée de lait.

Le principal, lorsque l'on ne souhaite pas allaiter, est de ne pas stimuler le sein. Le traitement initial habituel comprend un maintien des seins par un soutien-gorge adapté (pas trop serré). Vous pouvez également passer de l'eau chaude pour décongestionner et drainer les seins douloureux, puis de la glace sur la poitrine pour un effet chaud-froid qui soulage (les explications vous seront données pendant le séjour à la maternité).

Concernant les traitements, il est parfois utile d'utiliser des anti-inflammatoires, pendant 48 heures (2 comprimés/jour), au retour à la maison si votre congestion est douloureuse. Les médecines alternatives (homéopathie, acupuncture, phytothérapie) peuvent parfois soulager la douleur.

Attention, vouloir tirer son lait est une mauvaise solution. En effet, cela va plutôt stimuler la lactation ; il vaut mieux de toute façon éviter d'utiliser un tire-lait sans avis médical. Par ailleurs, la restriction hydrique n'est pas conseillée du fait de la nécessité pour la femme de retrouver un volume d'eau après son accouchement.

« J'ai accouché il y a 3 jours et je me demande quand je vais reprendre une contraception. Laquelle est la mieux adaptée après un accouchement ? »

LA RÉPONSE du gynécologue

Le Collège national des gynécologues obstétriciens a réévalué fin 2015 la contraception après un accouchement. Il est désormais recommandé de reprendre une contraception efficace au plus tard dans les 3 semaines qui suivent l'accouchement. En effet, même s'il n'y a pas encore eu de retour de couches (de règles), il peut y avoir eu une ovulation et il y a donc un risque de grossesse en cas de rapports sexuels.

Différents types de contraceptions existent. La « pilule » classique (œstroprogestative) n'est pas recommandée avant 6 semaines dans la grande majorité des cas. Pour les autres contraceptions, la pilule microprogestative (appelée parfois micropilule) peut être utilisée très rapidement tout comme l'implant contraceptif qui peut être posé désormais pendant votre passage à la maternité.

Les dispositifs intra-utérins au cuivre (« stérilet au cuivre ») ou microprogestatifs (« stérilet hormonal ») peuvent être posés 4 semaines après votre accouchement, que vous ayez accouché par césarienne ou par les voies naturelles. Dans certains cas, ils peuvent même être posés à la maternité (le risque d'expulsion est plus élevé, mais la tolérance est très bonne).

Le préservatif est également un bon moyen de contraception si vous ne souhaitez pas reprendre tout de suite la pilule ou un dispositif intra-utérin.

LE RENDEZ-VOUS POSTNATAL OBLIGATOIRE

Prévu entre 6 à 8 semaines après l'accouchement, c'est le dernier rendez-vous du suivi de grossesse, celui qui vient clore cette aventure en faisant le point sur votre état de santé. Allaitement, retour de couches, reprise de la sexualité ou éventuelles difficultés et douleurs à la reprendre, choix d'une contraception seront notamment abordés pendant l'interrogatoire. Lors d'un examen clinique, le gynécologue ou la sage-femme vérifiera la bonne involution de l'utérus, la cicatrisation de l'épisiotomie ou de la césarienne, la tonicité du périnée. À l'issue de cette visite, des séances de rééducation périnéale pourront vous être prescrites.

« J'ai accouché il y a 2 mois et je n'ai toujours pas eu mes règles. Est-ce normal ? Quand vais-je à nouveau avoir des cycles menstruels ? »

LA RÉPONSE du gynécologue

Le retour de couches (la réapparition des règles) dépend essentiellement du fait d'allaiter ou non. Si vous n'allaitez pas, les règles devraient revenir dans les 3 mois qui suivent l'accouchement. En cas d'allaitement, cela peut prendre beaucoup plus de temps… parfois jusqu'à l'arrêt de l'allaitement. En effet, la prolactine (hormone qui permet de déclencher et de poursuivre la lactation) maintient en principe vos ovaires au repos en bloquant l'ovulation et en empêchant la sécrétion d'œstrogènes. Si vos règles ne sont pas revenues 3 mois après la fin de l'allaitement, il faudra consulter pour faire un bilan.

Il ne faut pas confondre les règles avec les lochies, ces saignements qui ont lieu après l'accouchement et qui proviennent de l'élimination des déchets de la muqueuse utérine et des vaisseaux qui alimentaient le placenta pendant la grossesse. Ces pertes de sang rouges puis roses et enfin brunes, contenant éventuellement des caillots, durent plusieurs jours, parfois 2 ou 3 semaines après l'accouchement. Très abondantes les 72 premières heures, elles diminuent au fil des jours. Lors de vos premières règles après l'accouchement, vous serez peut-être surprise par la durée des saignements et leur abondance par rapport à vos règles ordinaires. Ils peuvent en effet se prolonger pendant 1 semaine ou plus, au lieu des 5 jours habituels.

Attention : même si vous n'avez pas eu votre retour de couches, il est possible de retomber enceinte car vous avez pu ovuler 15 jours avant le retour de vos règles. Une contraception est donc nécessaire, même si vous allaitez.

« J'ai accouché par césarienne il y a 15 jours. Quand pourrai-je reprendre une activité physique ? »

LA RÉPONSE du gynécologue

Comme dans le cas d'un accouchement par voie basse, il est important d'attendre la fin de la rééducation du périnée pour reprendre le sport. Celle-ci commence entre la 6e et la 8e semaine suivant l'accouchement, lors de la visite postnatale. « Cette rééducation (ou éducation) du périnée est nécessaire même en cas de césarienne puisque, contrairement à certaines idées reçues, ce n'est pas tant l'accouchement en lui-même qui peut détériorer cet ensemble musculaire que la grossesse elle-même ! La césarienne ne protège donc pas le périnée », affirme Tereza Mikelic Dutriaux, sage-femme et membre du Collège national des sages-femmes.

La visite postnatale est l'occasion de faire le point sur votre état général. Le médecin – ou la sage-femme – étudie votre périnée et vérifie l'emplacement des organes génitaux. Profitez de cette visite pour demander à votre médecin quels sports il vous conseille. L'essentiel est souvent de commencer par un sport doux, comme la marche. Néanmoins, si vous êtes une férue de sport, la piscine, à petites doses et de manière très douce, peut être une solution avant la fin de la rééducation du périnée.

Que vous soyez une fan de musculation ou non, travailler vos abdominaux est à proscrire après votre accouchement par césarienne ! En effet, vos muscles ayant été déplacés lors de la césarienne, il faut attendre que ceux-ci reviennent à leur place naturellement. De même, de retour à la maison, évitez de porter des objets lourds et ménagez-vous.

« Comment savoir si j'ai besoin de rééduquer mon périnée ? Dois-je obligatoirement faire 10 séances ? Quelle méthode choisir ? »

LA RÉPONSE du gynécologue

Le périnée est un ensemble de muscles, de ligaments et de membranes qui soutient le vagin, la vessie et le rectum. Durant la grossesse, il est mis à rude épreuve car il supporte beaucoup de tensions avec le poids du bébé et a donc tendance à se relâcher. Lors de l'accouchement aussi, il est malmené pendant l'effort de la poussée. Ce relâchement du périnée peut notamment engendrer des problèmes d'incontinence après la grossesse, des sensations de douleurs… d'où l'importance de la rééducation du périnée après l'accouchement, nécessaire pour toutes les femmes ayant accouché et pas seulement celles qui ressentent une gêne.

Lors de votre visite postnatale, votre sage-femme ou votre gynécologue vous prescrira le nombre de séances qui lui paraît nécessaire pour remuscler votre périnée. La Sécurité sociale rembourse à 100 % les 10 premières séances. Si vous avez besoin de séances supplémentaires, elles seront remboursées à hauteur de 60 %. Le nombre de séances varie d'une femme à l'autre, aussi le bilan doit-il être personnalisé. Dans tous les cas, il est important de ne pas négliger ces séances. Certes, il n'est pas facile de trouver le temps entre bébé, la reprise du travail, la fatigue et tout le reste, et certaines femmes zappent donc leur rééducation.

Une bonne rééducation prendra en compte le plancher pelvien, la sangle abdominale et la posture. En effet, la femme enceinte change de courbure lombaire, de centre de gravité, et le tonus abdominal est mis à mal. Il faut retravailler la posture pour éviter les maux de dos, une fois bébé arrivé.

Concernant le choix de la méthode de rééducation, il en existe 3 et elle peut être faite avec un kinésithérapeute ou une sage-femme (voir encadré).

RÉÉDUCATION PÉRINÉALE : KINÉSITHÉRAPEUTE OU SAGE-FEMME ?

Il existe 3 méthodes de rééducation :

- **la méthode classique : le thérapeute donne des exercices pour faire travailler le périnée ; il peut évaluer les contractions musculaires par toucher vaginal ;**
- **l'électrostimulation utilise une sonde introduite dans le vagin pour évaluer les contractions et stimuler le périnée avec un courant de faible intensité ;**
- **le biofeedback utilise aussi une sonde pour évaluer les contractions. Le résultat est retranscrit sur un graphique à l'écran. Ainsi vous constatez visuellement le résultat. Il y a aussi des exercices : lorsque le curseur est sur approche de la courbe, vous devez contracter plus ou moins fort, selon la hauteur de la courbe.**

Les sages-femmes ont tendance à proposer une rééducation périnéale classique, avec des exercices à faire à la maison, tandis que le kinésithérapeute utilisera plus souvent une sonde. Mais certains kinés et sages-femmes font un mélange des méthodes au cas par cas. Choisissez quelqu'un avec qui le courant passe, avec des rendez-vous faciles à caser et pour qui la présence de bébé durant la séance n'est pas un problème.

« J'ai accouché il y a 1 mois et j'ai eu une épisiotomie avec 7 points de suture. Puis-je reprendre les relations sexuelles ? Est-ce que cela sera douloureux ou dangereux ? »

LA RÉPONSE du gynécologue

On recommande généralement d'attendre la fin des saignements avant de reprendre une activité sexuelle, ce qui peut durer environ 3 semaines en fonction des patientes (l'allaitement et la contraception peuvent faire varier ce temps de saignements). La plupart des couples reprennent donc une sexualité après le 1er mois.

La cicatrice de votre épisiotomie devrait être solide maintenant (elle l'est en général de 15 jours à 3 semaines après l'accouchement). Pour savoir si vous pouvez reprendre des rapports sexuels, il suffit de masser la zone de l'épisiotomie (sous la douche ou pendant les préliminaires, par exemple). Si vous n'avez pas mal, c'est que les rapports sont de nouveau possibles ! Dans le cas contraire, il faudra patienter encore quelque temps mais, en général cela rentre dans l'ordre assez rapidement.

Si lors de votre visite postnatale 6 à 8 semaines après l'accouchement vous avez toujours mal, parlez-en avec la sage-femme ou le médecin. Certaines anomalies de cicatrisation (granulomes, par exemple) peuvent arriver dans de rares cas et une prise en charge pourrait alors être souhaitable.

Lors de la reprise des rapports, surtout en cas d'allaitement, il n'est pas rare que la lubrification ne soit pas au rendez-vous. Les sécheresses sont assez fréquentes après un accouchement. L'idéal est de prendre plus de temps pour les préliminaires afin de stimuler la lubrification naturelle. Si cela ne suffit pas, l'utilisation de lubrifiant peut être une aide temporaire.

« Je viens d'accoucher et je suis un peu perdue concernant les formalités de la naissance à faire ! Quelles sont les démarches les plus urgentes ? »

LA RÉPONSE de la sage-femme

Ça y est, votre bébé est enfin là et vous formez désormais une famille ! Toute à votre joie (ou fatigue !), vous n'avez peut-être pas la tête aux papiers. Pourtant, certaines formalités sont indispensables pour reconnaître bébé en tant que citoyen et lui assurer certains droits. Petit mémo :

- Déclarer la naissance à la mairie de naissance, dans les 3 jours qui suivent l'accouchement. Plusieurs documents sont à fournir dans le cadre d'une déclaration de naissance : un certificat d'accouchement pouvant être établi par le médecin, la sage-femme, la clinique ou l'hôpital ; les cartes d'identité des deux parents ; si l'enfant a été reconnu avant la naissance, la copie de l'acte de reconnaissance ; un livret de famille si vous en possédez un.
- Faire une reconnaissance de paternité si vous n'êtes pas mariés et si vous n'avez pas fait de reconnaissance anticipée.
- Envoyer une déclaration de naissance à la CAF, à la Sécurité sociale et à la mutuelle (cela permet de faire prendre en charge les dépenses de santé de l'enfant par la Sécurité sociale).
- Mettre à jour la carte Vitale des deux parents et y inscrire bébé.
- Informer le Service petite enfance de la naissance de votre enfant, si vous l'avez préinscrit en crèche.

Il ne vous reste plus qu'à profiter de votre nouvelle vie de famille !

INDEX

PAPIER À BASE DE FIBRES CERTIFIÉES

LAROUSSE s'engage pour l'environnement en réduisant l'empreinte carbone de ses livres. Celle de cet exemplaire est de : 500 g éq. CO_2
Rendez-vous sur www.larousse-durable.fr

Les Éditions Larousse utilisent des papiers composés de fibres naturelles, renouvelables, recyclables et fabriquées à partir de bois issus de forêts qui adoptent un système d'aménagement durable. En outre, les Éditions Larousse attendent de leurs fournisseurs de papier qu'ils s'inscrivent dans une démarche de certification environnementale reconnue.

Imprimé en France par Jouve
Dépôt légal : janvier 2017
317564/01 - 11033515 - novembre 2016 - N° 2469999J